子どもも親も
ラクにな

偏食の教科書

簡単にできる方法を、一番わかりやすく

管理栄養士
藤井葉子［監修］

一般社団法人
日本会食恐怖症克服支援協会
代表理事
山口健太

青春出版社

はじめに
——毎日、子どもの食事に悩んでいるあなたへ

「子どもの偏食で悩んでいます。周りのお友達も多少の好き嫌いはあるようですが、うちの子は特に食べません……。何を作っても食べてくれないので、もう、疲れてしまって……」

私の前でそう語るお母さん・お父さんたちの表情は、暗いです。話をしながら、涙を流されるケースも何度もありました。

偏食・小食など子どもの食の悩みに関する相談を受けている私は、解決策を伝える立場。「何を・どの順番で・どういう風に話したら」しっかり伝わり、行動にうつしやすいだろうか……と、頭をフル回転させながら、ゆっくりと口を開きます。

「わかりました。ではまず、お子さんが食べない理由について、考えられることをお伝えしていきますね。それは……」

「そして次に、今日からやってみるとよいことや、やらないほうがよいことについ

て、お伝えしていきますね。まずはやってみるとよいことですが……」

そのようにして相談が終わると、ほとんどの方から

「偏食について、こんなにわかりやすく教えてもらったのは、はじめてです！」

「漠然とした不安がありましたが、やればよいことが明確にわかり、気持ちがラクになりました」

「なるほど！ と思うことがたくさんあり、明日から試してみたいとワクワクしています」

と、感謝のお言葉をいただけます。

私はそんな声を聞いて、少しホッとするのです。

ご飯作りは、毎日のことです。仕事や他の家事、用事もある中で家族のご飯を作るのは、きっと大変なときもあるでしょう。

へとへとの中、一生懸命作った料理を子どもが食べてくれないと、「自分は何のために頑張っているんだろう……」と、全てを投げ出したくなる日もあると思いま

す。

そのような親御さんの悩みを少しでも軽くしたいと思い、本書を書き上げました。

偏食対応については、知らない大人がほとんど

まずは、本書を手にとってくださり、ありがとうございます。

私は子どもの食事に悩みを抱える親御さんをサポートし、子どもの偏食・小食に関する情報発信をしている「食べない子専門のカウンセラー」山口健太です。

親御さん向けに活動していたところ、徐々に学校の先生方からも問い合わせをいただくようになり、栄養士や保育士、学校の先生など、教育者向けの研修会にも、講師として呼ばれるようになりました。

こういった研修会や親御さん向けの講演会が「わかりやすい」「すぐできることばかり」と話題になり、今では全国から研修会・講演会の依頼をいただいています。

親、先生……立場は違えど、子どもの偏食に悩んでいる大人は多くいます。

しかし、「偏食の子にどう対応すればよいのか」ということに関しては、知らない方がほとんどです。

それは仕方がないことでしょう。

学校で「食べられるものを増やす方法」を習った人はいませんし、子どもたちを指導する教師になる過程においても、「子どもの偏食対応」について、教わる機会がほとんどないからです。

ですから、いざ「食べられない子」を前にしたとき、大人が努力の方向性を間違ってしまうことはよくあります。

品数を多く作る、とにかく彩りをよくする、子どもが苦手な野菜は刻む……。

こうして一生懸命料理をしても、子どもが食べてくれないと「こんなに頑張っても、食べてくれない」という悩みも深くなります。

また、こういったことが続くと、偏食の改善を諦め、〝放置〟してしまうこともよくあります。

大事なのは「子ども目線」になること

では、食べられるものが少ない子には、どう対応したらいいのか。
詳しくは本書でしっかり解説していきますが、

×「大人目線でおいしそうなものを作る」

よりも

○「子ども目線で食べ馴染みのあるものを作る」

ほうが、子どもの「食べたい！」という気持ちを引き出すことができ、偏食改善につながります。

しかし、そういった方法を知らずに、努力の方向性を間違えてしまうと、一生懸命料理を作っても報われず、深い悩みの沼にはまってしまうのです。

私はこれまでたくさんの親御さん、先生方の相談を受けてきました。
その中で実感しているのが、**「知らない」「わからない」ことが問題をこじらせ、悩みを深くするということ**です。

実際、「どうすればいいかわからない」という親御さんに対して「こうしていけばいいですよ」「これはやらないほうがいいですよ」ということを具体的にお伝えするだけで（まだ子どもの偏食が改善したわけではないのに）、様子が変わり、元気になることがあります。

ですから、本書では

- **偏食とはどういうものか**
- **そもそも子どもの偏食は改善すべきなのか**
- **なぜ、偏食になってしまうのか、どう対応すべきなのか**
- **よかれと思ってやってしまいがちなこと**

・給食への不安や悩みの解決法

など、子どもの偏食に関する知識や対応法を幅広く、お伝えしていきます。

私は医師ではありませんので、医学的な知見や臨床現場からの意見とは、多少異なる部分があるかもしれません。

ただ、本書にはこれまで多くのお父さん、お母さんのお悩みを解消する中で培ったノウハウをしっかり盛り込みました。

とにかく読みやすい、わかりやすい本を目指したので、子どもの食事で困ったときに、きっと役立てていただける一冊になったと思います。

知るだけで、きっと毎日がラクになる

偏食は一般的に2歳前後で多くなるといわれます。

本書では2歳前後のお子さんへの対応法はもちろん、それ以上の年齢、たとえば給食の問題が本格的に絡んでくる、小学生以上の偏食にも活用できる内容を多く紹介します。

ここに書いてあること、全てを完璧に理解する必要はありません。**印象に残ったことから少しずつ実践するだけで、今よりも確実によい方向に向かっていくはずです。**あまり気構えず、軽い気持ちで読み進めてくださいね。

本書があなたの悩みを軽くするきっかけになりますように。

子どもも親もラクになる偏食の教科書

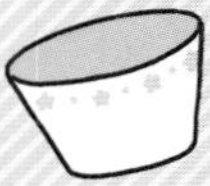

目次

序章

偏食の子が増えている

第1章 なぜ、食べられるものが少なくなってしまうのか

第2章

偏食は、この「3ステップ」で改善できる！

第3章 ケース別 よくある困りごとへの対応法

第4章

親と先生のスムーズな連携が、給食の時間を変える

第5章

食べられない子と向き合うときに大事なこと

本文・カバーイラスト……佐々木奈菜
本文デザイン……………岡崎理恵
DTP………………………キャップス

序章

偏食の子が増えている

約3割の親が、子どもの偏食で悩んでいる

この本を手にとってくださったということは、「偏食の子」と何かしら接点があり、そのお子さんのことを心配に思っているのでしょう。

「子どもが偏食で、今まさに悩みの真《ま》っ直中《ただなか》にいます……」という方も多いかもしれません。

実は近年、このような子どもの偏食にまつわる悩みは増えています。

乳幼児の保護者を対象にした厚生労働省のある調査では、4歳以上の子どもの食事で困っていることの2位が「偏食」でした。また、厚生労働省の別の調査によると、昭和60年の時点では、子どもの偏食に悩む人は18・8％でしたが、平成17年度では、34％が「子どもが偏食をする」ことで悩んでいて、偏食の悩みが増えている

現在子どもの食事で困っていること

（回答者：2～6歳児の保護者）

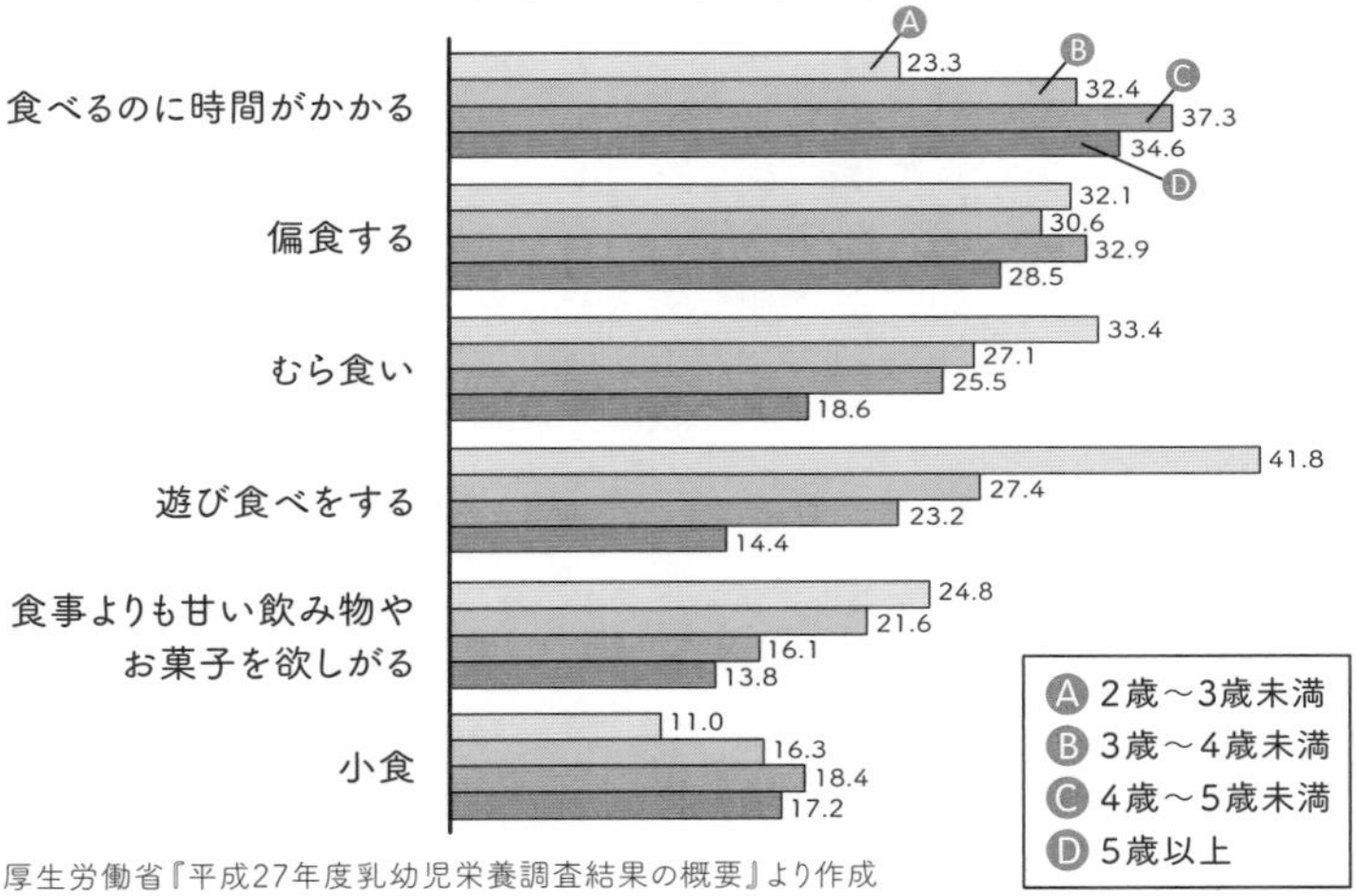

厚生労働省『平成27年度乳幼児栄養調査結果の概要』より作成

給食の残食率に対しての調査結果

Q ご自身の学校やクラスで、給食の「残食率」が気になることはありますか？

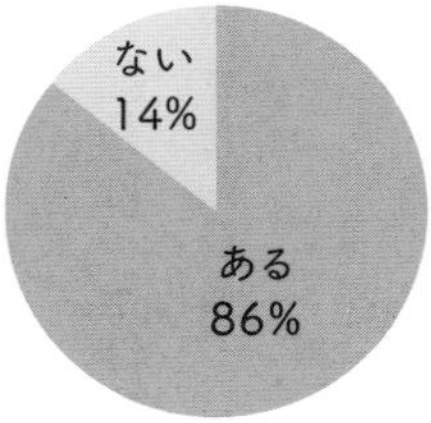

Q 10年前と比べて、偏食の児童は増えていると思いますか？

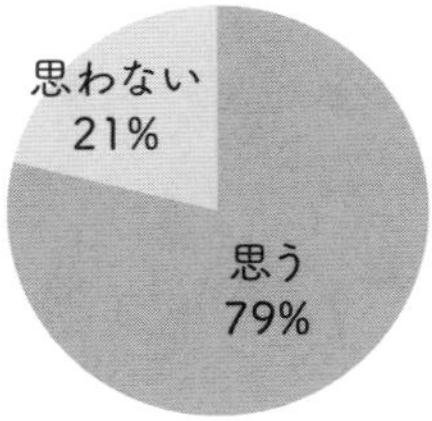

トレンド総研『子どもの「食育」に関する意識・実態レポート』より作成

ことが読み取れます。

また、小学校の教員を対象にした調査でも、偏食の子が増えていることがわかります。**「10年前に比べ、給食の残食率が増えている」**と答えた教員は、**全体の約7割**。**「10年前と比べて、偏食の児童は増えていると思う」**と答えた教員も、**全体の約8割**にのぼるのです。

一方で「偏食の子に、どう対応したらいいのか」その方法は、教育のプロである保育園・幼稚園・小学校の先生も知らないことがほとんど。

実際、教員志望の大学生を対象にしたある調査では「大学で食育の授業を受けたことがある人」は15％と少数でした。また、別の調査ではありますが、「大学で給食指導の授業があったほうがよい」と思っている教員志望の学生は約8割にのぼり、**「食事指導の知識を得たいけれど、肝心の授業がない」**というジレンマに悩んでいる学生が多いことがわかります。

また、埼玉県の市立小学校の先生に向けた調査で「給食指導で参考にしていること」（複数回答あり）の答えとして多かったのは、

1位—自分自身が家庭で受けた教育…59・6％
2位—自分自身が小学校のときに受けた給食指導…45・6％
3位—栄養教諭・学校栄養職員と相談…37・7％

でした。**多くの場合で1位、2位のような「先生自身の体験」が給食指導のベースとなっている**ことがわかります。子どもに指導する先生が、しっかりと食事や食育について学習する機会がなければ、「偏食の子への対応法がわからない」のも無理はありません。

このように、学校や保育園の先生という教育のプロでさえ知らない食事指導の知識を、子どもの食に関する専門知識がない親御さんが知らないのは、当然です。だからこそ、あなたも今まで子どもの偏食をどうしたらいいかわからず、悩みが深くなってしまっていたのですよね。

そういった悩みは正しい知識や解決策を知ることで改善できるでしょう。順を追ってお伝えしていくので、安心して読み進めてくださいね。

知っていますか？　好き嫌いと偏食の違い

「うちの子、好き嫌いが多くて……」
「児童の偏食に困っているのですが、どうしたらいいでしょう？」

など、私のもとには子どもの食事にまつわる親御さん・先生からの悩みが、毎日のように寄せられます。

無意識に使われている「好き嫌い」「偏食」という言葉ですが、皆さんは「偏食、好き嫌いの違いは何ですか？」と聞かれたら、どのように答えますか？
「偏食」「好き嫌い」についての定義や位置付けは大事な話なので、まず最初に確認しておきましょう。

「偏食」を広辞苑で引くと「えりごのみして食べること。食物に好き嫌いのあること」とあります。なんだか曖昧でよくわかりにくい言葉ですね。

神奈川県立こども医療センター偏食外来の大山牧子先生の書籍によると、**「好き嫌いは、食べられるものが20品目以上あり、栄養面などで問題がない場合」**とあります。本書もこれを「好き嫌い」の定義とし、**偏食に関しては「食べられるものが20品目未満である場合」**と定義して、話を進めていきます。

〝好き嫌い〟という言葉に気をつけて

ここで、「好き嫌い」という言葉について、少しお話しさせてください。

「好き嫌い」と聞くと、どこかネガティブな印象を持ちませんか？

本当は食べられるのに、ワガママで食べていない。

子どもに好き嫌いがあるのは、親のしつけがなっていないせい。

好き嫌いがなく、なんでも食べる子が素晴らしい……。

字面のせいもあり「好き嫌い＝子どものワガママ」と捉える方が多いのですが、子どもは決してワガママで好き嫌いをしているわけでも、親を困らせようとして嫌いな食べ物を食べないわけでもありません。

これから詳しくお伝えしますが、偏食（20品目未満しか食べられない）でも、好き嫌い（20品目以上食べられる）でも、**子どもには「食べられない明確な理由」があります。**

食べられない理由があるから「嫌だ」「食べたくない」という拒否が起こるので、その理由に焦点を当てて解決策を考えることが大切なのです。

私も便宜上「好き嫌い」という言葉を使って話すことはありますが、こういった誤解を招くので、この言葉は気をつけて使うようにしています。

「子どもが食べられない理由」については次の第1章から詳しく解説しますので、現時点では、**「好き嫌いというのは、子どものワガママではないのだ」「食べられな**

い理由があり、改善のための方法もあるんだ」ということを知っていただければ、問題ありません。

「1つのものを食べすぎる」偏食もあります

偏食の本書での定義は「食べられるものが20品目未満」でした。

もう少し、イメージしやすい言葉で表現すると「特定のものしか食べない」ともいえます。

ここで気をつけていただきたいのが、**「偏食＝小食」ではない**ということです。

偏食というと「あまり食べない」というイメージを持つ方が多いかもしれませんが、**特定のものだけを食べすぎる偏食の子もいます**。1つの食品でお腹がいっぱいになれば、結果的に他の食品は食べられなくなります。

偏食の子は、ご飯やパンなどの炭水化物類、お菓子やジュースなど高カロリーのものを好んで食べることが多いため、よく食べる子、肥満傾向の子にも、偏食の問題が絡んでくることが多々あるのです。

また、高カロリーのものを食べる偏食の子には、特定の問題があるのでここでお伝えしておきましょう。

高カロリー食品は、少し食べただけで満足感が得られます。そのため、食べられるものが増えにくい傾向にあります。

この偏食が続くと、食が広がるどころか、食べられる食品が減る「負のスパイラル」に陥ることも。

このように偏食とひと言でいっても、何を偏食するかで食の広がり方は多少変わるのです。

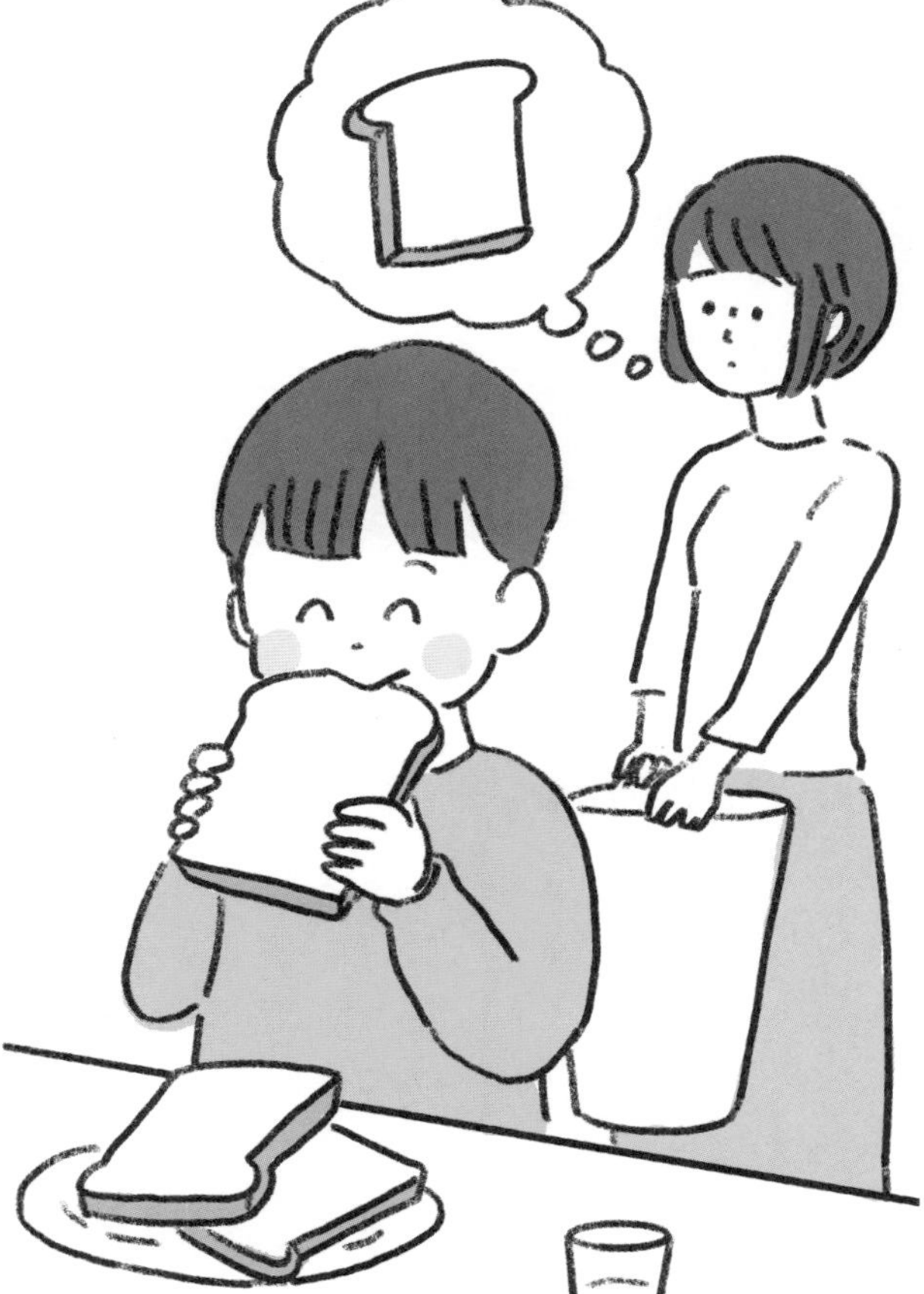

よく食べる偏食の子もいる

そもそも、偏食は改善すべきもの？

偏食の話でよく出てくるのが、

「いつか食べられるようになるから、偏食は放っておいても大丈夫」

「私も小さい頃は好き嫌いがたくさんあったけど、大人になったら食べられるようになった」

という言葉です。


子どもは好き嫌いがあるものだし、多少食べられるものが少なくても問題ないと思っている方もいるかもしれません。また、最近では思想や宗教の問題で「食べない選択をする」ことも大切な価値観とされています。

しかし、私はそういった意見を踏まえても、「偏食の改善に取り組んだほうがいい」と思っています。

これは決して、「偏食の子はダメ」と言いたいわけではありません。**偏食の改善に取り組むと、やるべきこと・やらなくてもいいことが整理されます。すると、親御さんもお子さんも、気持ち的にとてもラクになるからです。**

偏食改善に取り組み、お子さんの食べられるものが増えればいうことはないでしょう。栄養面での心配が消えたり、一生懸命食事を作っているのに食べてもらえないというつらさが消えれば、子どもとの時間もより楽しいものに変わるはずです。

ただ、実際に食べられるものが大幅に増えなかったとしても、偏食改善に取り組むことには大きな意味があります。

偏食改善によって子どもが食べない本当の理由がわかり、さらに、将来起こりうる問題の芽をつむこともできるからです。

偏食改善で「イライラする時間」が減る

子どもの偏食に悩む親御さんの相談に乗る中で、当初は「偏食改善に取り組むと、親御さんは疲弊していくのではないか」という懸念もありました。

しかし、実際はその逆で子どもの偏食に向き合い、「子どもが食べない本当の理由」を知った親御さんの表情は晴れやかになり、焦りや悩みが軽減されているように見えたのです。

たとえば、食事中、子どもに食べられないものがあったとしても、食べられない理由がわかっていればイライラせずに、そのことを受け止められますよね。

また、子どもが食べたものを口から吐き出してしまったとしても、その理由がわかれば、むやみに悲しんだり、怒らずに済むのです。

子どもが食べない理由がわかると、これまで怒っていた場面で怒らずに済み、親子関係の悪化を防げます。また、親御さん自身が「私の料理が下手だから食べてくれないんだ」など、自分を責めてつらい思いをすることもなくなります。

こうして、親に気持ちの余裕ができると、子どもも身構えずに食卓に向えるようになるでしょう。

子どもはとても敏感です。親の不機嫌・イライラを察知するので、親が「食べない子」にイライラしながら食事をすれば、そのイライラを受け取ります。

こうなると、食の進みは当然遅くなりますし、食事自体が「嫌なもの」になってしまいます。

親御さんの気持ちがラクになり、和やかに食卓を囲めるようになれば、子どももポジティブな気持ちで食事に向き合えます。このことが結果的に偏食の改善につながっていきますし、これからご説明する避けたい事態を回避することにもなります。

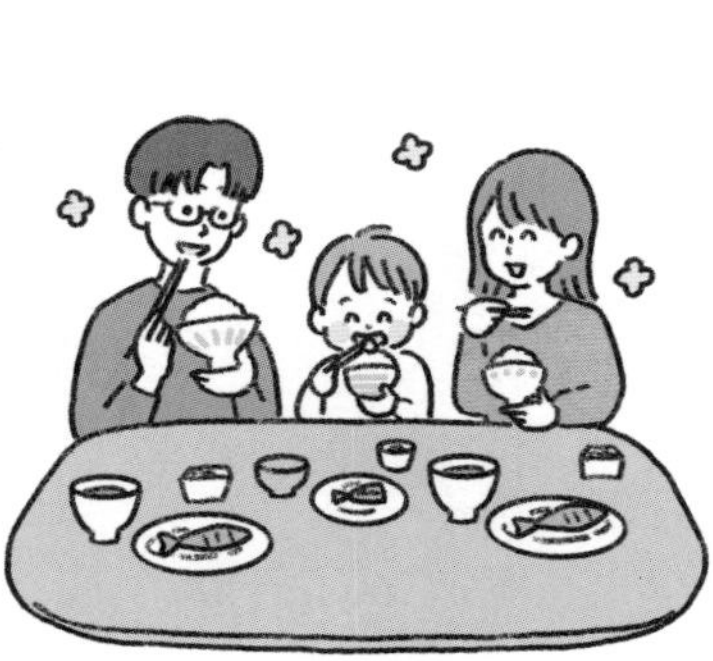

子どもを「食事のトラウマ」から守るために大事なこと

避けたい事態というのは、「誰かと食事をするのが怖い」という会食恐怖症になることや、給食へ嫌悪感を抱くことです。

会食恐怖症とは、人前で食事をすることに耐えがたい恐怖や不安を感じる心の疾患のこと。まだ多くの方に知られていない疾患ではありますが、私はこれまで延べ５０００人以上の当事者の相談を受けてきました。

会食恐怖症を引き起こす大きな原因に、家庭や学校でのいきすぎた「完食指導（残してはいけないという指導）」があります。

「食べないことを先生に怒られる」

「食べられない食材を強制的に口に入れられる」

などの食事へのネガティブな経験がトラウマになり、食事自体に恐怖心が生まれてしまうのです。

偏食の子は、他の子に比べて「食べられない」経験をすることが多いでしょう。**食事にまつわるトラウマ体験から会食恐怖症になる可能性も、他の子よりも多いのです。**

また、怖がらせるつもりはありませんが、私のもとには「食べられるものが少なく、給食の時間が苦痛で、子どもが不登校になった」という親御さんからの相談も多く寄せられます。

給食以外にも、親戚との会食時に、周りの大人から「好き嫌いしないでちゃんと食べないと」と言われることに親子共々苦痛を感じたり、子どもが友達との外食時に食べられるものが少なく、それが嫌で友達との外出を避けるようになるという悩みもあります。

ちなみに、私は元々「会食恐怖症」の当事者であり、会食恐怖症を克服した経験があります。その経験から会食恐怖症に悩んでいる方々のご相談に乗っているのですが、会食恐怖症の前段階に、偏食による食事へのコンプレックス・不安があるというケースを何例も見てきました。

そこから「そもそもどうして子どもが偏食になるのか？　どうすれば改善されるのか？」ということに興味を持ち、勉強をして今に至ります。

◎偏食改善に取り組むこと自体に意味がある

親御さんが偏食に関する知識を持っていれば、子どもを「食事のトラウマ」から守ることができます。

たとえば、親戚の集まりなどで「食べなさい」と子どもが言われたときでも、

「この子はこういう理由・性質で食べられないんです」

「家では少しずつ、対応している最中なんです」

などと適切に子どものことを伝えられます。

これによって周りからの理解を得られますし、子どもの自尊心が傷つくことも避

けられます。親御さん自身の自尊心も守れるでしょう。

また、偏食に対しての知識を得ると、「これをしたほうがいい」「これはしなくてもいい」などの〝力の入れどころ〟がわかるようになります。

すると、子どもをむやみに食事関連の話で責めることもなくなりますし、親御さん自身も「出口の見えないトンネルの中で必死にもがくような状況」から抜け出せます。

だからこそ、**たとえすぐに改善できなかったとしても、偏食改善に取り組むこと自体に意味がある**と思うのです。

偏食改善においてまず大事なのは、「なぜ、食べられないのか？　その理由をしっかり見極めること」。

次の第1章からは、その「食べられない理由」について見ていきましょう。

Column

食事中に動画を見せるか迷ったときには…

最近では、子どもが食卓になかなかつかないので、食事中に動画を見せているというご家庭もあるようです。「食事中の動画視聴は OK ですか？」という質問をいただくこともあるのですが、基本的には年齢が小さければ小さいほど、テレビや動画を観ながらの食事はしないほうがよいでしょう。

習慣になってしまうと、いつもそうしなければならなくなります。

それよりも、食事のリズムを整える、間食をコントロールするなどして「お腹が空いた」「食べたいな」という気持ちを引き出すことが大切です。

また、就学前くらいまでは、子どもは 1 つのことにしか集中できないといわれています。たとえば、観ることなら観ることだけ、話すことなら話すことだけに集中することになるので、テレビや動画を観ながら食べると、味わえていないし、食べるのに時間がかかることにつながります。食べることに時間がかかると、片付けるのにも時間がかかってしまいますよね……。

既にそうなってしまっている場合でも、家庭のルールとして決めて見ないことにしましょう。おそらく、1 週間くらいは「動画を見たい」と言うかもしれませんが、その 1 週間を耐えれば、そのあとは何も言わなくなることが多く、結果的に親御さんもラクになると思います。

第1章

なぜ、食べられるものが少なくなってしまうのか

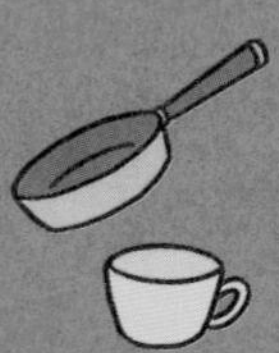

食べられないのは、性格や育ちのせいではありません

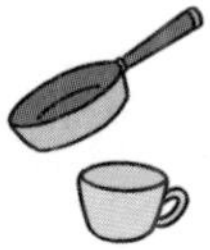

子どもの偏食に悩み、私のもとに相談に来てくれたあるお母さんの話です。

息子の偏食の悩みを旦那さんに相談していたところ、

「偏食をなおしたいなら、まず料理教室にでも行って、あなたが料理の腕を上げればいいんじゃない？」

と言われたそうです。その言葉に「すごく傷ついた……」と話してくれて、このエピソードは、私も印象に残っています。

仮にその旦那さんの言う通り、お母さんが料理教室に行き、料理の腕を磨いたとしても、子どもの偏食は改善されないでしょう。

なぜなら、**子どもの偏食改善にとって大切なのは、食べられない理由を正しく把**

握し、その理由に沿った対応をすることだからです。

おいしい料理が作れるようになっても、対応の方向性が間違っていたら、偏食はなくなりません。

実際、これまで多くの親御さんのご相談に乗ってきましたが、

- **子どもが食べない理由がわからず、やらなくてもいいことで労力を無駄遣いする**
- **よかれと思って「やらないほうがいいこと（逆効果になること）」をする**
- **やるべきことが抜け落ちているために、いつまでも偏食の悩みから抜け出せない**

という方が、ほとんどでした。

頑張っていてもその努力が報われないのは、本当につらいですよね。

そんな回り道をしないよう、本書では偏食改善の近道をお伝えしていきます。

まず、「子どもの偏食の原因」として、よく勘違いされることをお伝えしましょう。

1. 育て方が悪い

「子どもが偏食になったのは、自分の育て方のせいではないか」と、思っている親御さんはよくいらっしゃいます。

本書を読んでいるお父さん、お母さんの中にも「私が悪いのではないか」と自分を責めている方もいるかもしれませんが、決してそうではありません。

たしかに、知らず知らずのうちに、保護者が悪い習慣を作ってしまうことはあります（悪い習慣についてはまたあとで詳しく取り上げますね）。

ですが、これまでいろいろな相談を受けてきた上で言えるのは、どんな悪習慣も「子どもを偏食にしよう」と、意図的に行っているわけではありません。

結果的に悪い習慣になっているとしても、どれも、お子さんのことを思って行っていること、保護者なりの工夫の結果であることがほとんどです。

「偏食の子に対してどうしたらいいのか」を親になる過程で教わる機会はありませ

ん。子どもが偏食であることを知り、いきなりその問題と向き合うことになります。つまり、**親御さんの多くはこれまでただ単に知ったり、学んだりする機会がなかっただけ。だから適切な対応ができなかっただけなのです。**

「三つ子の魂百までと言われるように、もう一生、偏食のままなのではと不安になります」と、あるお母さんに言われたこともありましたが、そんなことはないので安心してください。

改善に向けてできることはたくさんあります。

しつけがなっていないからだ、育て方が悪かったんだ、ワガママ放題にさせていたからだ……など、偏食している子どもを見て、自分やパートナーを責めないでくださいね。

2. 子どもがワガママ・子どもに欠陥がある

先ほどの原因と絡んでくるのですが、子どもがワガママだったり、子どもに何か欠陥があるから「好き嫌い」や「偏食」があるんだという考えも、まだ多くの方がお持ちのようです。

でも、それも違います。

決して〝ダメな子〟だから、食べられないわけではありません。

序章でも、「子どものワガママで食べないのではなく、理由があって食べられない」というお話をしました。

小さな子どもは食べられないものを、ベーっと口から出したり、「イヤ！」のひと言で拒否したり、あるいは床に投げたりもします。

忙しい生活の中、一生懸命作った料理をゴミのように投げられたら悲しいし、怒りたくなる気持ちもわかります。

しかし、**子どもの行動にもそれぞれ正当な理由がありますし、そもそもまだ小さな子は「どうして食べられないか」を自分の言葉で適切に説明できない**のです。

ワガママに見えるかもしれませんが、ダメな子でも、悪い子でもありません。

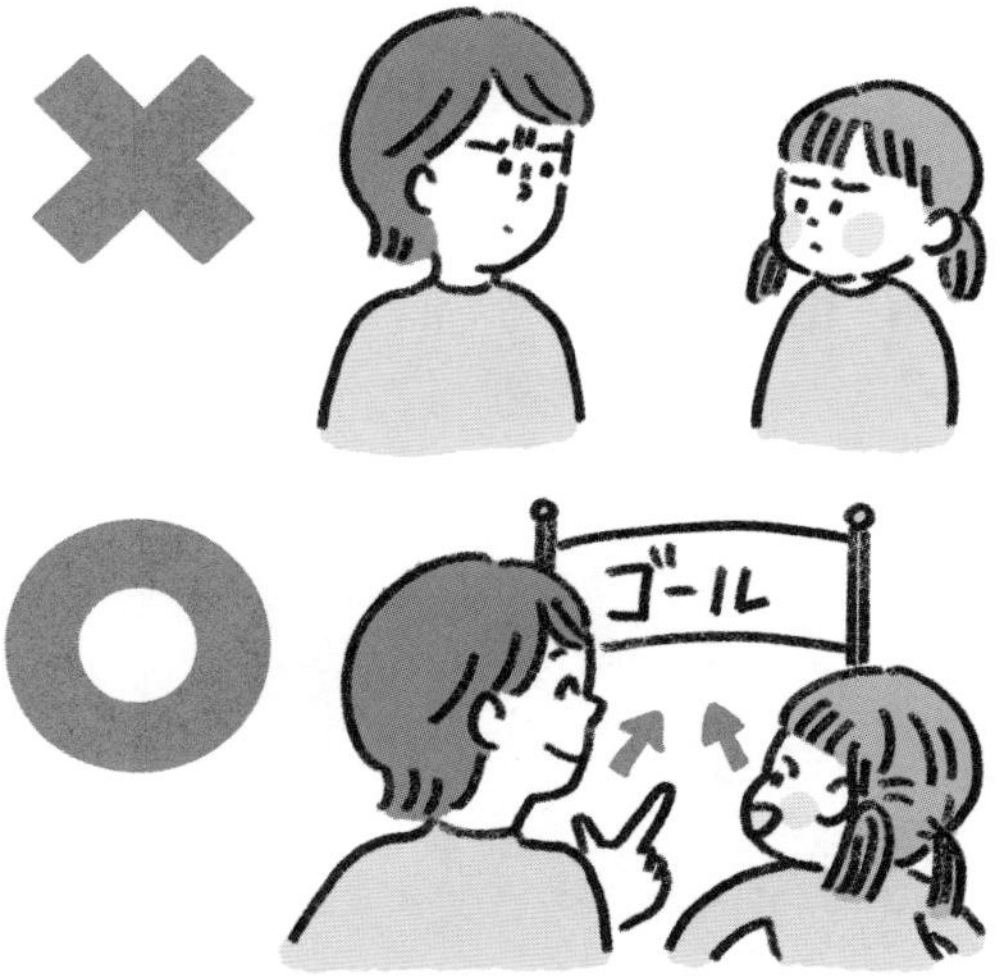

偏食対応で大事なのは、共通のゴールを親子で一緒に目指すこと

ですから、お母さんやお父さんは自分を責める必要はないし、もちろん、お子さんを責める必要もないですよ。決して「ダメな子を、ワガママ放題にさせているダメな親」ではないこと、心にとめておいてくださいね。

大切なのは、食べさせたい大人VS食べない子どもで対立するのではなく、食を広げるという理想のゴールに肩を並べるようなイメージで、一緒に向かっていくこと。

そのためには、親子でコミュニケーションを取りながら、日々の食事の時間を楽しく過ごすことが欠かせません。

食べられなくなる「4つの理由」とは

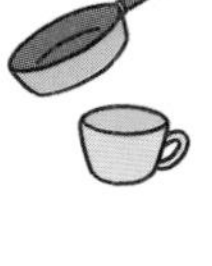

食べない原因として、勘違いされがちなことがわかったところで、「なぜ、子どもが偏食や好き嫌いをするのか」その本当の理由について、お話ししていきます。

大きな理由は4つです。

【理由1】機能的な問題
【理由2】時間と量の問題
【理由3】感覚的な問題
【理由4】知らないという問題

それぞれ、詳しく解説をしていきますね。

理由1　機能的な問題

子どもが偏食をする原因の1つに、食べることに関わる体の「機能的な問題」があげられます。たとえば、咀嚼《そしゃく》（カミカミ・モグモグ）や嚥下《えんげ》（ゴックン）に関わる口腔機能に何か問題があり、食べられないなどは、その最たる例でしょう。

よりイメージしやすくするため「食べ物を認識してから、食べる」までの動作をイラストで紹介します。

食べるまでの動作

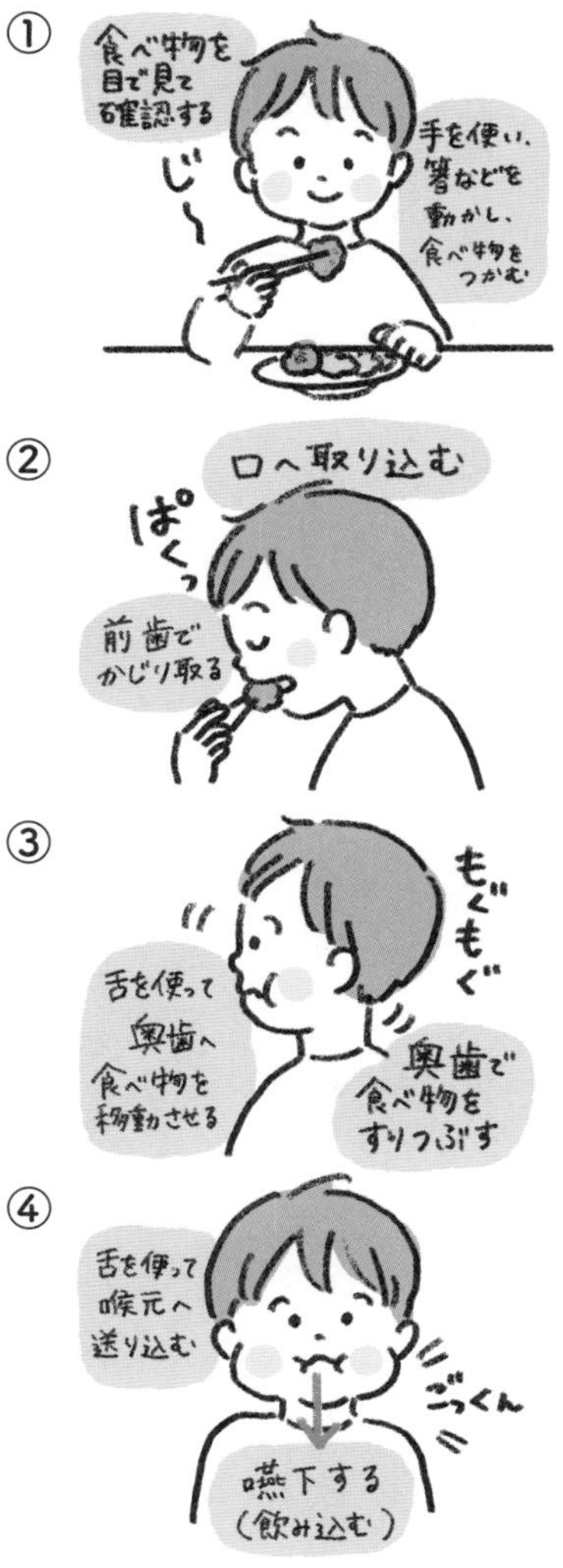
①
食べ物を目で見て確認する
じ〜
手を使い、箸などを動かし、食べ物をつかむ
②
口へ取り込む
ぱくっ
前歯でかじり取る
③
もぐもぐ
舌を使って奥歯へ食べ物を移動させる
奥歯で食べ物をすりつぶす
④
舌を使って喉元へ送り込む
ごっくん
嚥下する（飲み込む）

このように、1つのものを食べるだけでも、目、手、唇、舌、歯、嚥下に関わる筋肉……など、口腔機能をはじめとして、さまざまな体の機能が関わっていることがわかります。

子どもの口腔機能に問題があると、食べ物をうまく噛めなかったり、うまく飲み込めなかったりするので、食べられないものが多くなります。

実は、食べることに関わる口腔機能（食べる力）は、自然に育つものではありません。離乳食期から段階を経て少しずつ、後天的に獲得していくものなのです。そして、その力の獲得には個人差があります。

さらに、近年は生活様式が変わったことで、子どもたちの運動量が少なくなっています。運動機能と口腔機能の発達には関係があり、運動量が少ない今の子どもたちは、口腔機能の発達がゆっくりである可能性も高いのです。

だからこそ、子どもの「今の口腔機能」で、食べられないものは無理に食べさせないことが大切です。

いったん、別のことで例えてみましょう。

たとえばここに、筋トレを始めたばかりの人がいます。その人は今、5kgのダンベルを持ち上げるので精一杯です。もちろん放っておいても、それ以上の筋力はつきません。その人が、突然20kgのダンベルでトレーニングをしたらどうなるでしょうか。

無理をすることで怪我をしてしまい、5kgのダンベルすら持ち上げられなくなったり、しばらくトレーニングを控えなくてはいけなくなったりするかもしれません。そして、怪我をしたという嫌な思い出から、筋トレを嫌いになる恐れもあります。

口腔機能の発達に関してもこれと同じです。

子どもの今の口腔機能で「まだ食べられないもの」を無理に食べさせると、子どもはその食べ物をうまく処理できません。

その結果、「食べ物が、いつまでも口に残って気持ちが悪いなぁ」という嫌な思いをしたり、うまく食べ物を処理できないからこそ、仕方なく口から外に食べ物を吐き出したりします。

口から物を吐き出す子どもを見た大人の多くはぎょっとして、「なんでそんなことをするの！　やめなさい！」と、怒るでしょう。

嫌な気持ちになったり、怒られて悲しい思いをした子どもは、食べ物を目の前にすると、「口に入れても、また食べられないかも……。また気持ち悪くなりたくないなぁ」とか「食べられないから外に吐き出すと、また怒られる」と考え、**食べ物を口に入れること自体に消極的になっていきます。**

このような子どもの様子を見た大人が「うちの子は好き嫌いばっかりする」と悩むことになるわけです。

また、**口腔機能以外の体の機能、とくに「姿勢」などは、食の進みに大きく関わります。**子どもは大人に比べて筋肉量が少ないため、イスやテーブルが体に合わないと姿勢が安定せず、食が進まないこともよくあるのです。

理由②　時間と量の問題

偏食をしてしまう理由の2つ目は、「時間と量」にあります。

「時間と量」と、言われてもピンとこない方が多いかもしれません。

ただ、これまでの経験上、**子どもの偏食の多くの原因はここにあります。**はじめて聞く方はかなり驚かれるかもしれませんが、最初に「時間」のほうから解説していきますね。

「いつでも食べられる」は危険です

ここでいう時間というのは**「食べる時間と食べない時間が明確になっているか」**ということです。離乳食期までは例外として、基本的にはここが明確になっていないと、偏食の改善が難しくなります。

食べる時間と食べない時間が明確になっている例としてわかりやすいのは、保育園や学校のタイムスケジュールです。たとえば、保育園などでは、給食の時間は12時、おやつの時間は15時など、明確に決まっていますよね。言い換えれば、その時間以外は食事ができないのです。

逆に「いつでも食べられる」とか「今、食べなくても、あとで食べられる」という環境の中にいると、子どもは、食事中にわざわざ食べる理由がなくなります。あなたの家庭では、食事やおやつの時間はきっちり決めていますか？　子どもが「お腹が空いた」と言ったら、いつでも、おやつ・軽食を与えていませんか？

このような**「いつでも、好きなときに食べられる」という環境にいる子どもは「朝ご飯」「お昼ご飯」「晩ご飯」という、一番食べてほしい時間に、食事をしっかり食べなくなるのです。**

量をあまり食べない子、体が小さい子に対しては、栄養が足りていないのではないかという不安を持つ親御さんも多いです。こういった場合は、「食べられるときに、なんでもいいから食べてほしい」と思い、苦肉の策として「いつでも食べさせてしまうケース」もあります。

ただ、知らず知らずのうちにそれが、偏食を招いていることも多いのです。

偏食改善では〝引き算〟が大事

次に「量」の話にうつります。講演会や相談会などで、量について説明をするときによく使うのが**「偏食改善は〝逆〟から考えよう」「偏食改善は〝引き算〟です**

よ」という言葉です。

というのも「子どもが偏食で、野菜などを食べてくれない……」と悩んでいる場合、多くの方が、今食べられているものを減らすことは考えずに、現状に上乗せするかたちで、食べられるものを増やそうとしています。

でも、**「好きなもの」でお腹が満たされている子は、「それ以外のものを食べる理由」がありません。**

これを私はよく、箪笥《たんす》に例えて説明します。当たり前ですが、すでに満杯に物が入っている箪笥に、新しく物を入れることはできませんよね。何か新しい物を入れようと思ったら、今入っている物を捨てるなどして、減らす必要があります。偏食の改善でも、これと一緒の考え方をしなければいけません。

つまり、**今食べられるものの提供量を減らした上で、食べてほしいものを与えなければいけないのです。**食べられるものの量を減らさなければ、子どもはいつまで経っても、「食べたいものだけ」でお腹を満たし続けます。

しかし、お子さんが偏食だと、食事の摂取量や栄養の偏りが心配になる方が多く

「今、食べられているものを減らす」ということになかなか考えが及ばないのです。
ここが偏食対応の大きな落とし穴だと思います。

偏食の改善というと「どう調理を工夫すればいいのか」「工夫して作った料理をどう食べさせればいいのか」という、現状に「足していくアイデア」を考える人が多いでしょう。今ある書籍やネットの情報でも、そのようなメッセージが多いかもしれません。

でも、偏食対応は増やすよりも、減らすこと、そして減らし方が大事です。

何をどう減らせばいいのかは、これからしっかり解説していくので、安心してくださいね。

ちなみに、「いつでも、好きなだけ食べられる」というのは、楽しい食事ではないので注意してください。

仮に毎日、お誕生日ケーキを食べられるとしたらどうでしょう。大好きなステーキを毎日食べてもいいとしたら、うれしいですか？

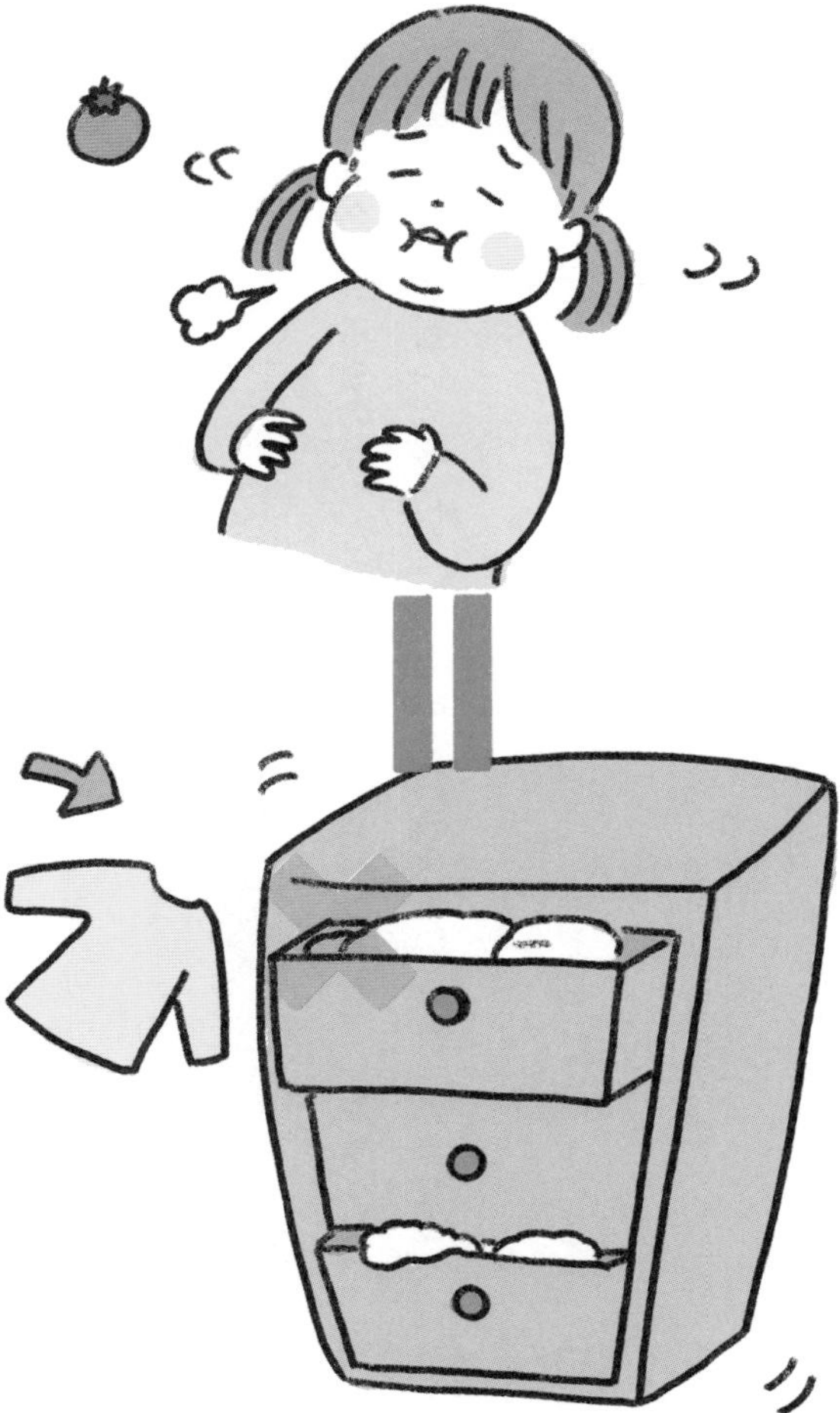

箪笥と同じで、お腹もいっぱいになると他のものは入らない

最初の2～3日くらいはうれしいかもしれませんが、きっとその喜びは薄れていきます。時間と量の制限がないことが楽しい食事につながるわけでもないし、時間と量の制限があっても、楽しい食事ができないわけではありません。

理由③ 感覚的な問題

3つ目としてあげられるのが、感覚的な問題です。

極端に食べられるものが少なかったり、本当に〝これ〟しか食べない、食へのこだわりが強くあるという場合、この理由が最も大きいかもしれません。

「感覚的な問題」を考えるために、まず、一般的によくいわれる「五感」と「食べることの関わり」を確認しましょう。

「五感」とは、視覚、聴覚、触覚、味覚、嗅覚を指します。

色鮮やかに美しく盛り付けられた食事を見て、食欲をかきたてられる（視覚）、カレーの匂いでお腹が空く（嗅覚）、揚げたてのコロッケのザクッとした触感と音を楽しむ（触覚・聴覚）……など、味覚以外の五感も食に大きく関わることは、比較的簡単にイメージできるはずです。

人は目や鼻などの感覚器官で刺激や情報を受け取っています。この感覚器官と脳は神経でつながっており、感覚器官から得た刺激は神経を通って脳に伝わります。この刺激を脳で処理することで、私たちははじめて、「痛い」「甘い」「いい匂い」などと感じられるのです。

この刺激の受け止め方や脳内での情報処理の精度（感じやすさや、感じにくさ）には、個人差があるのですが、これが日常生活に支障をきたしてしまうようなレベルで高い場合は**「感覚過敏」**、低い場合は**「感覚鈍麻」**といわれます。

食べることに関して言えば、

- **人より味を強く感じる**
- **人より味を薄く感じる**
- **衣が口の中で刺さる感じがして痛い**
- **もっちりした食感が気持ち悪い**

・**料理の見た目がグロテスクに見える**
・**少しの音が気になって集中して食べられない**
・**哺乳瓶、スプーン等、食器類の触った感じが気持ち悪い**
・**口回りを触られると強い嫌悪感がある**
・**内臓の感覚が鈍麻で空腹を感じない**

などがあり、これらが偏食の理由になっていることもあります（ここにあげたのは一例です）。

感覚過敏、感覚鈍麻などは発達障害の一種・自閉スペクトラム症（対人関係が苦手で強いこだわりがあるとされる発達障害）の傾向がある子に多く見られ、自閉スペクトラム症の子の中には、偏食をする子も多く見られます。

ただ、五感の鋭さには個人差があるので、たとえ発達障害と診断されていなくても、感覚が鋭い、あるいは鈍いことによって、偏食になる可能性もあるのです。

嫌な記憶が、食の進みを遅らせる

人は嫌な感覚を記憶します。たとえば「黒板を爪でひっかいた音」には、強い嫌悪感を抱く方が多いはずです。

これは聴覚における感覚的な拒否のひとつになりますが、この文章を読んで想像しただけで、鳥肌が立って仕方がないという方もいるでしょう。

食に関しても、同様のことが起きます。

①刺激…ピーマンを口に入れた
②反応…「苦い！ おいしくない！」などと感じる
③記憶…「この食べ物はおいしくないぞ」と記憶する
④予期…次にピーマンが出てきたときに「前に食べたこの食べ物はおいしくないから、食べないほうがいいな」と考える

というように①刺激→②反応→③記憶→④予期のプロセスを経て、偏食が起こるようになります。また、このプロセスは機能的に食べられなかったときも、同様に起こります（「この食べ物は硬くて食べられないぞ」と記憶するなど）。

偏食で悩む子は総じて、受け入れられる感覚が他の子に比べて、狭い傾向にあります。しかし、多くの子どもは、「受け入れられる感覚が狭いこと」を自分の言葉で説明できません。それが感覚的な嫌悪感からきているものだとしても、大人からすると、子どもの食事の拒否は単なるワガママに見えます。

そのため、食べない子に対して「好き嫌いばかりしないの！」と怒ってしまうのです。こうなると、子どもの中では、「食べないと怒られるんだったら、そもそも無理なものは食卓に並べてほしくない」という思いが強くなり、苦手な食材が食卓に並んでいるだけで嫌がるようになります。

一生懸命料理しても子どもが頑《がん》として食べない……こんなことが続くと親も疲れてきて、その食材を使う機会が減っていきます。こうなると、苦手な食材に触れる機会がなくなり、偏食が固定化してしまうのです。

感覚的な問題による偏食を改善するために、とても大切なのは「好きな感覚」か

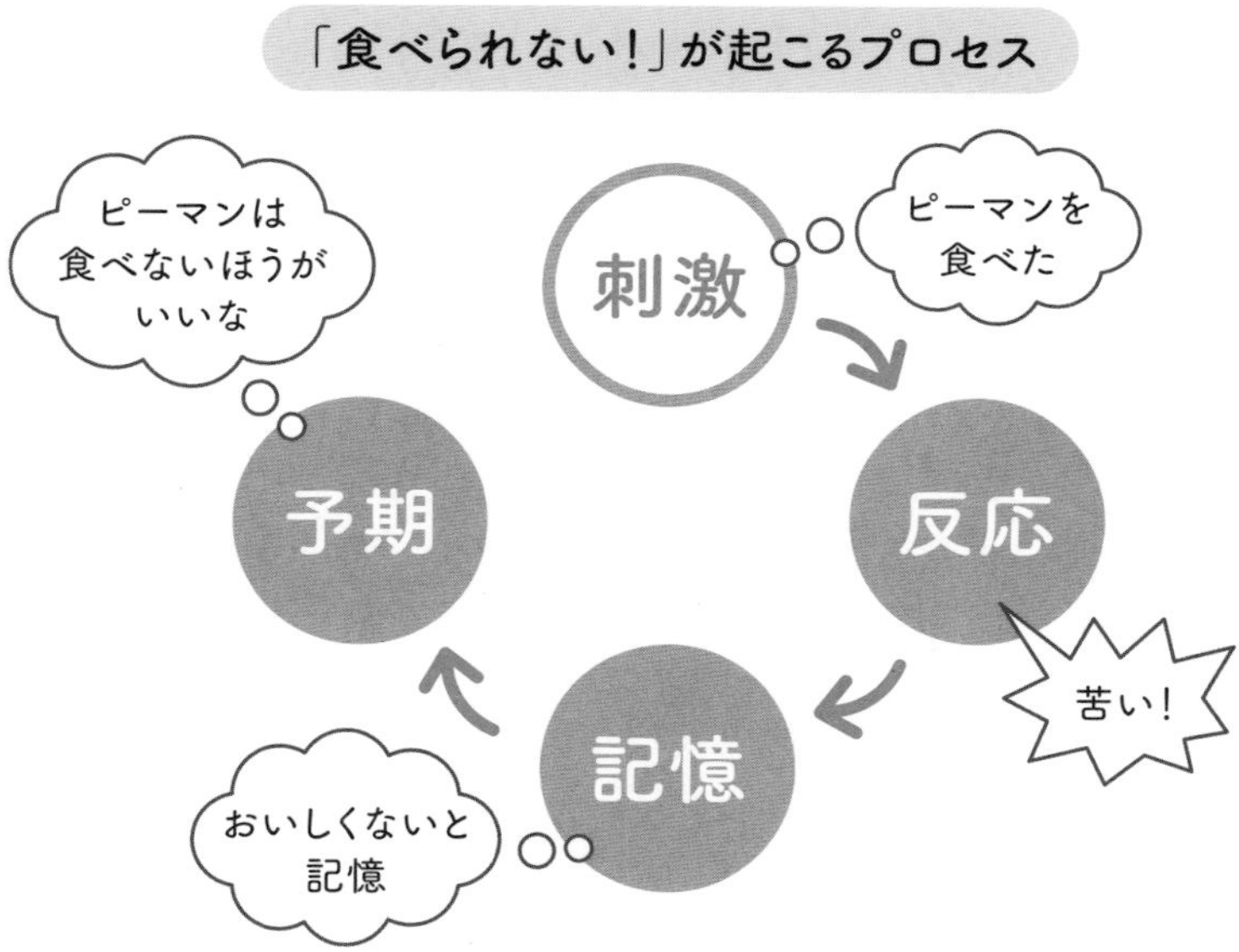
「食べられない！」が起こるプロセス
刺激
ピーマンを食べた
反応
苦い！
記憶
おいしくないと記憶
予期
ピーマンは食べないほうがいいな

ら広げることです。

しかし、多くの方がやってしまうのは、その反対。苦手でもひと口は頑張らせるなど、苦手な感覚に慣れさせようとします。これではさらに子どもの中に嫌な記憶が増えるだけで、偏食の改善はできません。

理由4 知らないという問題

先ほどあげた2つの理由（機能的問題、感覚的問題）は、子どもが食べ物に口をつけた上で、発生するものでした。

しかし、子どもの中にはそもそも、その食べ物を一度も食べていないのに「食べない子」もいますよね。

そんなときは、その食べ物に興味を持つ

ステップまで、子どもが進めていないのかもしれません。

子どもは、

1．知らない

2．知る

3．興味を持つ

4．触れる

5．食べる

という5つのステップを経て、知らない食材を食べるようになります。

大人は何かを食べるまでの工程を「食べない」→「ひと口食べてみる」→「本格的に食べる」と、ざっくりとしか考えていないかもしれませんが、子どもには、先ほどのような5つの段階があるのです。

また、性格的に慎重な子や繊細な子であれば、知らない食材に不安を感じ、口をつけないこともあるでしょう。

子どもの年齢にもよりますが、感覚的、機能的には問題がない食材であっても、

「知らないから食べたくない」と、食べる手前で拒否してしまうこともあります。

大人なら喜んで食べるような手の込んだ料理、珍しい料理を子どもが食べたがらないことが多いのもこれが原因です。子どもの偏食に悩む親御さんの中には「これなら食べられるかも」と、新しいレシピにどんどん挑戦される方もいるのですが、子どもがなかなか口をつけない場合、その努力の方向性を見直す必要があるかもしれません。

4つの理由に対応することが、偏食改善への近道

子どもの偏食改善には、ここまでにお伝えした「4つの理由」にアプローチする必要があります。

子どもが抱えているのは、機能的問題なのか、感覚的問題なのか、食事の時間や量の問題なのか、そもそも「知らない」から食べたくないのか……。**理由を正しく知り、それぞれに適切な対応をすることが「偏食改善における最善の方法」**です。

その具体的な方法は、次の第2章でお伝えしていきますので、楽しみにしていてくださいね。

意思に反して、食べられなくなるときも

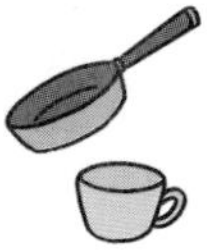

ここまで「偏食をする理由」について、お話ししてきました。
最後に「食べない」という行動に関して、もう1つ大切なことをお伝えします。
それは、**そもそも「食は、本能的に最も優先されるべきことではない」ということ**です。

人には三大欲求があるとよくいわれます。皆さんご存じかもしれませんが、三大欲求とは、人間の生理的な欲求「食欲・睡眠欲・性欲」を指します。

これを聞くと「食べることは本能的な欲求であり、食べないのはおかしい」と思われる方も多いでしょう。

しかし、それは違います。**人にとっては、「食べること」よりも「苦痛を避ける**

こと」のほうが、本能的な優先順位が高いのです。

ですから食べることに何かしらの身体的な痛みや、精神的なつらさが伴えば、人は食べることより「食べないこと」を選択します。


また、ストレスを感じると、自律神経の1つである交感神経（臓器・器官の働きを活性化する神経）が優位になり、血糖値が上昇します。すると、満腹中枢が刺激され、食欲が抑制されたり、嚥下の際に喉周りの筋肉の動きが低下し、飲み込みにくくなったり、消化器官の働きが低下したりするのです。

つまり、**ストレスを感じると、自分の意思とは関係なく、食べる機能や食べる意欲が低下する恐れがある**のです。

偏食の相談にいらっしゃる親御さんの多くが、食べることは自然にできること、自然にできないとおかしいことと思っているようです。

ただ、人は本能的・生理的に「食べない」「食べられない」という選択をすることもあると、知っておいてほしいと思います。健全な食欲には「空腹」だけではなく「リラックスしていること」も重要なのです。

「食にまつわる感覚」は年齢で、ここまで変わる

生まれてから半年くらいまでは、反射的に食べる（飲む）ことができますが、それ以降は、食べることは「学んで獲得する技能」になります。

次のページに、食べることに関わる機能の獲得、食にまつわる感覚の育ち方をまとめました。

先ほどお話しした「食べられない4つの理由」に、どのタイミングで直面しやすいかも書いているので、お子さんの年齢と照らし合わせながら見てみましょう。

子どもと向き合うときの手助けになるはずです。

子どもにもよりますが、5歳前後からは「これは体にいいから食べたほうがいい」などの情報を（食べる、食べないはさておき）理解できるようになっています。

年齢	食に関する機能と感覚の育ち
0歳〜 1歳前後 乳児期	食べるために必要な機能をこれから獲得するところなので、機能的な問題で「食べられない」ことがよくあります。感覚的な拒否として、口の回りや口の中を触ると極端に嫌がる「過敏」が見受けられることも。また、ミルクから離乳食に移り、さまざまな味、粒や粘り、ざらつきなどがあるものを口にすることで、それらを嫌がるようになることもあります。本能的に甘味は好まれますが、苦みや酸味は苦手になることも。 「食べるとはどんなことか？」を少しずつ学ぶ生後6カ月あたりから、食に何かしらの“苦痛”を伴うのであれば「食べないこと」も学び始めます。
1歳〜 6歳前後 幼児期	味覚も含む感覚が育つ時期のため、感覚的な問題が出てきやすいです。乳児期はよく食べていたのに、離乳食が終わったあとから、偏食になることも多くあります。 2歳前後からこれまで食べたものを食べなくなることも。3歳くらいから「これは好き、これは嫌い（まずい）」など、自分で認識でき、“好きなものだけ食べたいという欲求”が、だんだん始まってきます。 また、離乳食が終わる頃から食習慣が少しずつできてくるので、時間と量の問題も出てきます。 この年代は、食べるために必要な口腔機能もまだまだ獲得途中。口腔機能が未発達なため、食べられない子もいます。 親御さんは、偏食のわが子と周りの子たちとの「食の広がりの差」に焦りを覚える頃かもしれません。
7歳〜 児童期	乳幼児期に機能的な問題・感覚的な問題から始まった偏食が、時間と量の問題によって固定化されてしまうのが、この時期です。 どうしたらよいかわからず“お手上げ”状態になっている親御さんも、しばしば見受けられます。

※これらはあくまで目安で、個人差があります。

ただ、3歳くらいから始まる〝なるべく好きなものだけ食べたいという欲求〟は、年齢を重ねるごとに固定化される傾向にあります。そのため、基本的には大きくなればなるほど、偏食改善には時間がかかるといえます。

そういった意味でも、できるだけ早めに対策ができるといいですね。

「そのうち食べられるようになるよ」にモヤモヤしていませんか？

ここまで、「子どもが偏食になる理由」についてお伝えしてきました。

これまで知らなかった理由を知り、子どもへの印象が変わった方もいらっしゃるかもしれません。くり返しになりますが、偏食の理由を知り、それに対して適切にアプローチするのが、偏食改善における最善の道筋です。

このことを踏まえた上で、本章の最後に取り上げたいのは**「そのうち食べられるようになるから大丈夫だよ」**という、アドバイスについてです。序章でも少しお伝えしましたね。

このアドバイスには良い面もあります。

多少の好き嫌いであれば、アドバイス通り、食が少しずつ広がっていくケースもあるからです。

また、このようなアドバイスで親御さんが安心し、「まぁそのうち食べられるようになるか」と、鷹揚《おうよう》に構えられるようになるのはよいことです。

「そのうち食べられるようになる」という楽観的な気持ちを持つことは偏食の子と向き合う上で大切だといえます。

「楽観的な気持ち＋具体的な対応」の二本柱がベスト

一方で、私のところには「周りからは、そのうち食べられるようになるよと言われて、3年が経ちました。むしろ偏食がひどくなっています」というお声や「食事相談で、〝そのうち食べられるようになるから大丈夫〟しか言われず、何をしたらよいのかについては、アドバイスをもらえませんでした。どうしたらよいのか、本当にそのうち食べられるようになるのか、とても不安です」という相談が多く寄せられます。

ですから、私は親御さんから偏食の相談を受けたときは「そのうち食べられるようになる」という楽観的な気持ちは大切にしてもらいつつも、**同時に「今日からこ**

うしていくといいですよ」という具体的な対応法も、必ずお伝えするようにしています。

そうすると、親御さんが「今日からすべきこと」が具体的にわかり、安心できるからです。

「偏食の子はそのうち食べられるようになるのか」については、そうなる場合もあれば、ならない場合もあるので、一概に「なりますよ」「ならないですよ」とは言えないと、私は考えています。

もし、既に「偏食を改善することが難しい習慣」が固定化されていれば、なかなか〝そのうち食べられるように〟は、ならないかもしれません。

そう言われると、不安に思う方もいるかもしれませんが、本書を読み進めていく中で、きっと「どうすればいいのかわからない」という状況から卒業できるはず。希望を持っていただければうれしいです。

偏食の改善に「抜け道」はないですが「近道」はあります。

第2章からは、4つの理由に対してどうアプローチすればよいのか、その具体的な方法についてお伝えしていきますね。遠回りにも見えますが、それこそが偏食改善への近道なのです。

第2章

偏食は、この「3ステップ」で改善できる！

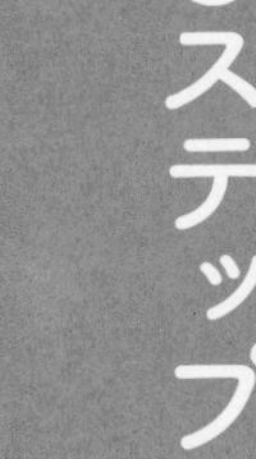

食の広がりには、この3ステップが欠かせません

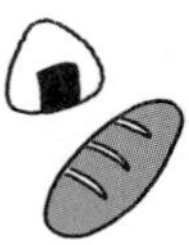

ここからは「子どもが食べない理由」にアプローチする方法をお伝えしていきます。ただ、アプローチしようとも、「子どもの食べない理由は何か」がわかっていないと、できませんよね。

そのため、偏食改善の取り組みでは、最初に子どもを観察し、食べない原因を探ります。流れとしては、次の3つのステップを進みます。

STEP1．子どもを観察し、理由を探る

今、お子さんは何をどれくらい食べていますか。あるいは何を残しているでしょうか。普段の食事の様子を注意深く観察してみましょう。また、理由を知るためのチェックリスト（86ページ参照）も用意したので、参考になさってください。

STEP2．理由ごとに対応する

子どもによっては、複数の理由に当てはまることもあります。

STEP3．食べられると覚えるための〝工夫〟をする

「苦手な食材に一度口はつけられたものの、また食べられなくなる」ということもよくあります。そんなときは、食べ続けるための工夫が必要です。

この3つのステップと並行して行ってほしいのが、**安心できる食卓づくりです。**

子どもが穏やかな気持ちで食事に向き合えなければ、理由ごとの対応をいくら行っても、効果は期待できません。

安心できる食卓づくりは、偏食改善の土台。子どもがある程度食べられるようになったとしても、やり続けてほしいと思います。

偏食改善の道すじ

偏食改善には、こんな流れで取り組めるとベスト。
参考にしてみてくださいね。

STEP 1

子どもを観察・理由を探る

食べられない理由は子どもによって異なります。なぜ食べられないのかをしっかり確認しましょう。

子どもが安心できる食卓づくり

STEP 3

食べられると覚えるための〝工夫〟をする

食の広がりには波があるもの。楽しい食事の時間を大切にしながら、食べられるものを増やしていきましょう。

STEP 2

理由ごとに対応する

食べられない理由ごとに対処法が異なります。理由に合わせた方法を。

- 機能的問題
  → 88ページ
- 時間と量の問題
  → 102ページ
- 感覚的問題
  → 117ページ
- 知らないという問題
  → 124ページ

偏食改善の土台となるのが、
安心できる食卓を大人が整えること。
❶、❷、❸すべてを支える基礎となります。

改善の土台にあるのは、安心できる食卓

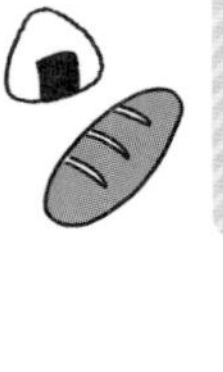

偏食改善に取り組み始めたら、まず行ってほしいのが、「安心できる食卓づくり」。子どもにとって食事の時間や食卓が楽しいものになっているかどうかは、食を広げる上で最も大事だと断言できます。

先ほどもお伝えしましたが、偏食の理由に対して、どれだけ適切なアプローチをしても、**食べることを「楽しい」と感じられなければ、食を広げるのは難しいのです。**

偏食対応のアドバイスをするとき、私は「食べてみたら？　となるべく言わなくても、子どもが自分から食べたり、口をつけることを目指しましょう」と、よくお伝えしています。

「食べてみたら？」という声かけが悪いのではなく、「自分から食べたいと思う気持ちを引き出すことが大切ですよ」ということです。

人は何かに自発的に取り組むとき、取り組む対象に対して、前向きな感情を持っています。スポーツでも、仕事でも、勉強でも、ゲームでも、食事でも、なんでも「楽しい」と感じられれば、自分から積極的に取り組めますよね。

では「楽しい」という気持ちは、どうすれば出てくるのか。

いろんな意見があると思いますが、**私は「楽しい」の土台には「安心」があると思っています。つまり、安心できるから楽しめるのです。**

たとえば、楽しい場所であるはずの遊園地に、安心できない関係の人と行っても、心の底からは楽しめないはずです。安心という土台があるから、楽しいという感情が生まれます。

子どもも同じです。「食べないと怒られるかも……」という不安があれば、決して安心できないし、楽しくもないですよね。これでは、進んで自分から食べようと思えません。自分から食べることができない（＝嫌々食べさせられている）のであれば、偏食の根本的な改善にはつながらないのです。

◎周りの大人の関わり方が大切です

子どもが安心できる食卓がつくれるかどうか。それは、周りの大人の関わり方（コミュニケーション）にかかっていると思います。

私は「会食恐怖症」の当事者だったと序章でお伝えしました。学生時代に発症し、約5年ほどその症状に悩んでいたのですが、このときに実感したのが、「周囲の関わり」の重要性です。

私自身、食事のときに周囲から「残さず食べなさい」と言われると、緊張してむしろ食べられなくなり、反対に「全部食べられなかったら、残してもいいよ。無理しなくても大丈夫だからね」と言われると、安心して食欲が湧きました。この経験は個人的なものですが、偏食や会食恐怖症について勉強する中で、同じように感じている方が、私以外にも多くいることがわかってきました。

以前「子どもの頃から食べることに苦手意識があった」という23名の成人を対象に、「子どもの頃に『残さず食べなさい』と言われたときに食欲が湧きましたか？」とアンケートで質問したことがあります。

それに対して、**一番多かった回答は「食欲は低下した（73・9％）」**でした。

他にも偏食相談の中でよく聞くのが「小学1年生のときは給食を問題なく食べられていたが、2年生になり厳しい担任の先生に変わったら、給食が食べられなくなってしまった」というような話です。

それまで給食を食べられなかった子が、担任の先生が変わって「食べられるようになった」という話もよく聞きます。

大人の関わり方ひとつで、子どもは、安心したり、不安になったりします。

安心できれば、食事を楽しむ気持ちが出てきます。**食事を楽しみ、前向きになれば、「食べたことがない食材」にも挑戦する可能性は高くなります。**

まずは、親御さんが食事を楽しもう

子どもが食べられないものが多いと、親御さんは不安になったり、食べてくれないことにイライラしたり……。「子どもを安心させるどころではない」と思うかもしれませんね。その気持ちは当然です。でも、イライラや焦りを食卓で出してしまうと、子どもはますます食べなくなる恐れがあります。

そんなときには、まずは親御さん自身が、ゆったり構えて食事を楽しむことだけ考えてみてください。親の落ち着いた気持ち、楽しい気持ちは子どもによい影響を与えます。

今日のご飯のときには、このことを思い出し、ぜひ楽しい食事の時間を過ごしてくださいね。それが、偏食改善の土台「安心できる食卓づくり」につながります。

土台となる考えを踏まえた上で、次からはいよいよ偏食改善の具体的なステップに入っていきたいと思います。まず取り組むのは、「子どもの観察」です。

STEP 1 子どもを観察し、食べられない理由を探る

食べられない理由は、子どもによってさまざまです。理由によってアプローチも変わります。なぜ、食べられないのか。そのことを明らかにするため、まずは子どもの食事をよく観察してみましょう。

- **何をどれくらい食べているか、何を残すか**
- **スムーズに食べられるメニューは何か**
- **時間がかかるメニューは何か**

など、現状を把握してみてください。現状がわかると食べない理由もおのずと見えてくるものです。もし、なかなか「食べない理由」がわからないときは、次のチェックリストを参考にしてくださいね。「知らないから食べられない」という理由以外は次のリストでわかるはずです。

食べられない理由　チェックリスト

普段のお子さんの食事中の様子を思い浮かべ、
少しでも当てはまるものがあれば「チェック」してください。
※このチェックは、離乳食期以降の子どもを対象としています。

機能的問題

- □ ほとんど噛まずに丸呑みしてしまうことがある
- □ 口に入れてもベーっと外に吐き出すことがある
- □ パサパサしたものや繊維の多い食材をよく残している
- □ 顎の骨格や歯列に問題がありそう
- □ 食事中に姿勢が崩れやすい

時間と量の問題

□食卓にはじめてのものや苦手なものが1つも並んでいない
□好きなものでお腹をいっぱいにしている
□お菓子やジュースは、好きなときに好きなだけ食べられる環境にいる
□食べる時間と食べない時間が明確になっていない
□ご飯を食べなくても、あとで食べられる時間がある

感覚的問題

□同じ食材でも少し見た目が変わると食べられない
□食感により「食べる、食べない」がはっきりしている
□単品なら食べられても混ざると食べられなくなる食材がある
□特定の好きな味付け以外は食べられない
□周りの子の〝好き嫌い〟よりも明らかに食べられるものが少ない

チェックが多かったものほど、お子さんが食べられない本当の理由である可能性が高いです。

STEP 2 機能的な問題に対応する

子どもが食べない理由がわかったところで、それぞれの理由への対応法をお伝えしていきましょう。まず、お話しするのは「機能的な問題」への対応法です。

食べる上で絶対的に必要な機能は「口腔機能」です。

「口腔機能」について考えるとき、大切なことが2つあります。

それは、

1．子どもの「今の口腔機能の発達段階」を確認すること

2．普段の献立における「食形態」、つまり食事の形状、硬さ、触感などがその子の口腔機能の発達段階に合っているかを確認すること

です。

口腔

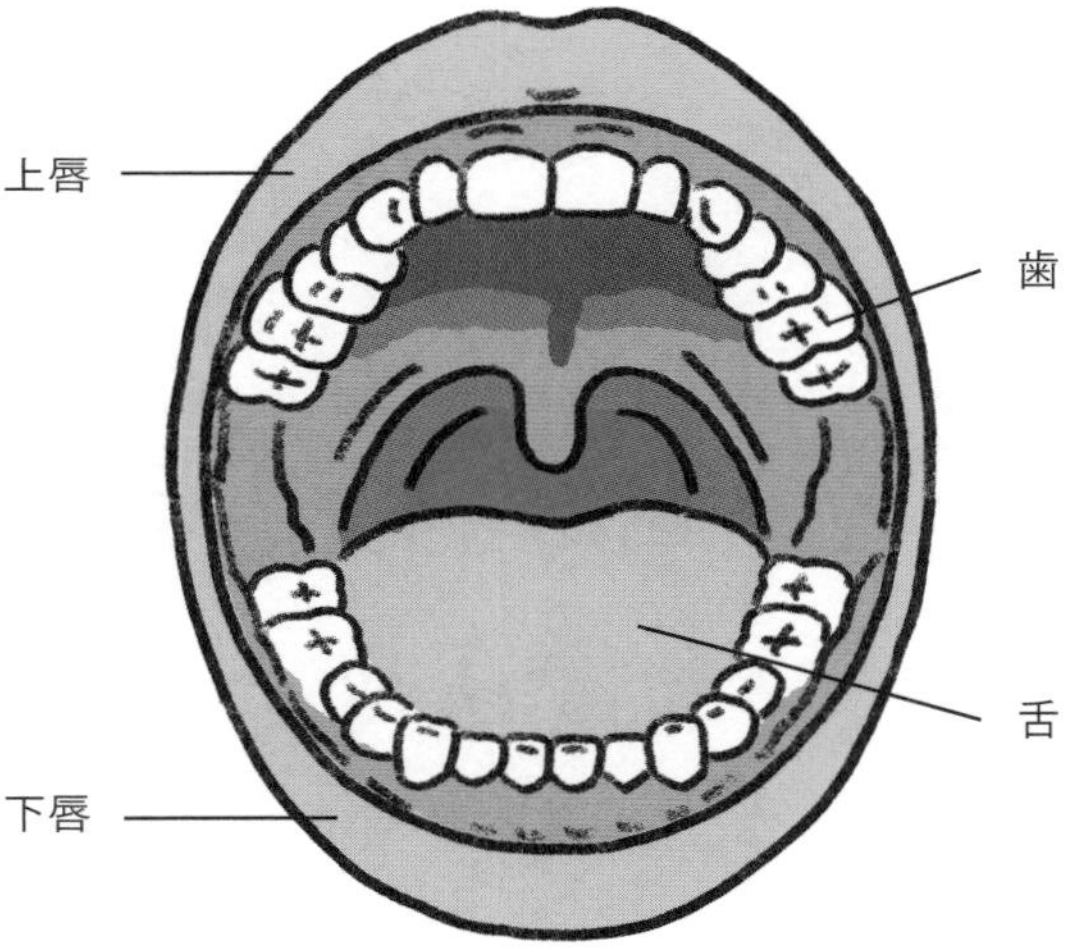

「口腔」とは、歯や歯周辺の組織、舌、唇など、口や口の中のことを指します。

口腔が担う機能を口腔機能といい、食べることの他には、話すことも口腔機能の1つです。

また、食べるための口腔機能にも「唇を閉じる」「舌を上下・左右・前後に自在に動かす」「奥歯を使ってすりつぶす」など、さまざまな動きがあり、ステップアップするように発達していきます。

防ぎたいのは、口腔機能と食形態のミスマッチ

仮に、**子どもの今現在の口腔機能に対して、出された食事の形態（大きさ、硬さ、触感など）が合っていなければ、食べない（食べられない）ということが起きます。**

これが偏食のきっかけになることが多いのです。そして、口腔機能は段階的に獲得していくものなので、本来〝飛び級〟はできません。

小学校の算数が理解できなければ、中学校の数学は理解できませんよね。

小学校の算数が理解できていないのに、中学校の数学のテストで高得点を取ろうと思ったら、カンニングをするなど、正当なやり方から逸脱し、危険な手を使う必要があります。食べることもこれと似ていて、口腔機能に合っていない食事が出た場合は、その食べ物をなんとか取り込もうと〝あの手この手〟を使うようになります。

たとえば「咀嚼がうまくできないから、〝丸呑み〟するしかない」などはその例の1つで、これは危険でもあります。

親御さんや身近な大人が、子どもの「今の口腔機能の発達段階」を把握できれば、危険を回避したり偏食改善の助けにもなります。

次のページに口腔機能獲得の順序と、動きがわかりやすい「唇」「舌」「口角」に関して、各段階で確認できる動きを簡単にまとめました。

「うちの子は、今、どのステップまでできているかな?」と、お子さんの普段の様子と照らし合わせながら、読んでみてください。

口腔機能獲得のステップ

	ステップ3	ステップ2	ステップ1
口唇の動き	咀嚼している側の 口角が引かれる 	口角が 左右に引かれる 下あごが下がる 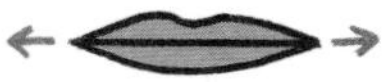	口をとじて飲む 口角は動かない 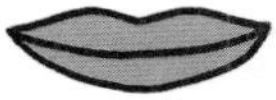
舌の動き	左右に動く 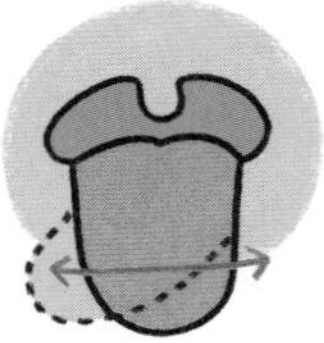	上下に動く 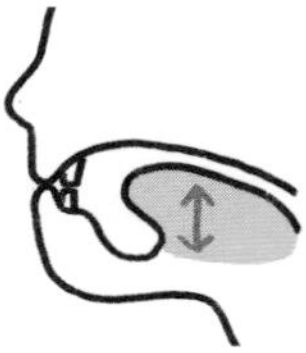	前後に動く 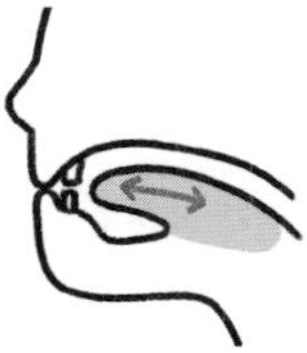
主にできること／できないこと	できる 舌で食べ物を 歯に寄せて 歯で噛みつぶして 食べ物を細かくすること できない パサついたものや 繊維の強いものを すりつぶして 噛むこと	できる 舌と上あごで 食べ物を 押しつぶすこと できない 舌で食べ物を 歯のほうに寄せて 噛むこと	できる ミルクやペースト状の 食べ物などを 飲み込むこと できない 舌と上あごで 食べ物を 押しつぶすこと 下あごを動かして 噛むこと

チェックポイント

まず唇をしっかり閉じられるか、チェックしてみましょう。最初は唇をうまく閉じられませんが、次第に唇を閉じる動きができるようになり、ゴックンと嚥下ができます。

次に、口角の動きをチェック。最初は食べているとき口角は動きませんが、舌が上下に動かせるようになると、口角は左右に同時に引っ張られるように動きます。口角が左右に動いているのは、舌が上下に動く証拠といえます。このときは舌と上あごで食べ物を押しつぶしていることが多いです。

舌を左右に動かせるようになり、奥歯での咀嚼が始まると、口角は片方（咀嚼している奥歯側）がねじれるように動くようになります。口唇の動きが発達していくと、唇をとがらせたり、引っ込めたり、ねじるような動きができ、いろいろな形に変えられるようになっていきます。このとき、舌の動きはステップ3まで発達していることが多いです。

先ほどの表（92ページ）を見て「各ステップの〝できること〟の進み方は離乳食の進み方に似ているな」と思った方も多くいるかもしれません。その通りで、離乳食の食体験は口腔機能の獲得に直結しています。そして、先にお伝えしたように口腔機能の獲得は〝飛び級〟ができないものなので、この頃にうまく獲得できなかったことが、後々になって影響し、それが偏食の一因になることもあります。

口腔機能に課題がある場合は、遊びなどで工夫して獲得を促すことをおすすめします。専門書・専門サイトなどには、家庭でもできる口腔機能獲得のための遊びがたくさん紹介されています。ここでも簡単にお伝えしておきますね。

●口を閉じることができない場合…ストローを使って、好きな形に切った折り紙を吸い上げる、おもちゃの笛を思いっきり吹く。

●舌をうまく動かせない場合…唇にジャムなどを塗り、それを舐め取る。

こういった遊びを取り入れ、口腔機能の改善を試みるのもひとつの手ですが、食

四六判・B6判並製

ビジネスの極意は世阿弥が教えてくれた
世界最高のビジネス書は、600年前の日本にあった！
大江英樹
1650円

子どものお金相談室
6歳から身につけたいマネー知識
子育て中の親御さん向けのお金の問答集！
キッズ・マネー・スクール【著】
三浦康司【監修】
草野麻里【監修】
1485円

超一流の雑学力
知性と教養がこの1冊でとことん身につく！
話題の達人倶楽部【編】
1419円

他人がうらやむような成功をしなくても幸せな「天職」を生きる
「これだ！」という自分の天職を見つけたい方へ贈る1冊
松田隆太
1760円

今日の自分を強くする言葉
ベストセラー著者・植西聰がおくる珠玉のメッセージ集！
植西　聰
2200円

部屋づくりの法則
ちょっと変えれば人生が変わる！
「心理学×脳科学」から見つかった驚きの部屋づくり
高原美由紀
1650円

子どもの心を強くする10のタイミング
0〜7歳　モンテッソーリ教育が教えてくれた
25000組の親子を変えた「こころ育てのメソッド」
丘山亜未
1595円

我慢して生きるのは、もうやめよう
心理学の第一人者が贈る〝逆境に強くなる生き方〟の決定版
加藤諦三
1738円

さだまさしから届いた見えない贈り物
気遣いの達人が見せた気くばりや言葉の選び方の秘密とは！
松本秀男
1650円

「センスがいい人」だけが知っていること
「服飾学」の第一人者が教える、「センスのいい着こなし」の仕組み
しぎはらひろ子
1870円

ラクにのがれる護身術
非力な人でも気弱な人でもとっさに使える自己防衛36
ヒーロ黒木
1760円

ねんねのお悩み、消えちゃう本
○×ですぐわかる！
世の中にはびこる「ねんねのお悩みや疑問」を、○×形式で即答！
ねんねママ（和氣春花）
1496円

成功する声を手に入れる本
1日3分で変えられる！
〝声診断〟ヴォイトレで、仕事も人生もうまくいく！
中島由美子
1650円

偏食の教科書
子どもも親もラクになる
この一冊で、子どもの「食の悩み」が消える！
山口健太【著】
藤井葉子【監修】
1870円

「水星逆行」占い
「運命の落とし穴」を幸運に変えるヒントとは
イヴルルド遙華
1650円

実家を1円でも高く売る裏ワザ
不動産買取の専門家が教える
〝思い出の我が家〟を次の価値に変える方法を大公開！
宮地弘行
1694円

表示は税込価格

事を丸呑みしたり、よく吐き出したり、奥歯で噛めていないかも……と不安を感じる場合は、ぜひ一度小児歯科医や言語聴覚士などの専門家に診てもらいましょう。

口腔機能の未獲得は、窒息などの事故を招くこともあるので、見過ごさないほうがいいと思います。専門家のもとで、子どもの状態を正確に把握してくださいね。

◎食形態で大事な5つのポイント

ここからは、食形態についてお話ししていきます。

子どもの今の口腔機能に対して、形態が合っていないと「食べられない」という事態に陥ります。食形態について、押さえておきたいポイントは次の5つです。

1. 大きさ（大きい⇕小さい）
2. 硬さ（硬い⇕やわらかい）
3. 粘り（粘りがある⇕ない）
4. 繊維（繊維がある⇕ない）
5. 水分（水分量が多い⇕少ない）

これらのポイントが「極端」にどちらかに偏っている食事は、子どもの口腔機能に合わないことが多く、食べにくさや偏食につながります。

たとえば、**「大きすぎる」「小さすぎる（細かすぎる）」「硬すぎる」「やわらかすぎる」など〝すぎる〟と食べにくいのです。**

子どもの食事に関して、一般的に注意したいといわれている食品としては、

■硬すぎるもの・繊維が多すぎて噛み切れないもの

例：繊維質の野菜、お肉、きのこ、魚介（たこ・いか）など

■水分量が少なすぎて、パサパサしているもの

例：パン、カステラ、焼き魚など

■喉や口腔内に貼り付きやすいもの

例：のり、海藻類、きゅうり（薄切り）、ウエハース、もなかの皮など

■粘りが強すぎて、喉に詰まりやすいもの

例：お餅、お団子、芋類など

■水分量が多く、口の中でバラけてまとまりにくいもの

例：かまぼこ、こんにゃく、りんごなどの果物など

■細かすぎて、気管に入ってしまいやすいもの

例：みじん切りの野菜、ひき肉など

などがあります。

基本的には「今の口腔機能の段階」を考えて、無理はさせず、今食べられる食形態のものが8〜9割、今よりもほんの少しステップアップした食形態のものを1〜2割など、食べられなくてもいいという前提で、食卓に並べていきます。

次のページに「口腔機能の段階に合った食形態は何か」「どのようにステップアップすればいいか」を簡単にまとめました。参考にしながら、ステップアップを目指してみましょう。

ただ、口腔機能の発達に関しては個人差があり、次のページの表はあくまで目安です。毎食この通りに食事を作る必要もないので、子どもも親御さんも無理ない範囲で気軽に取り組んでみてください。

口腔機能に合った食形態

ステップ3	ステップ2	ステップ1	
咀嚼している側の 口角が引かれる 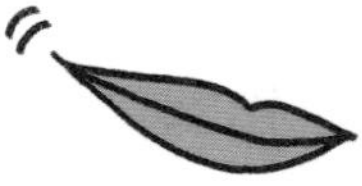	口角が 左右に引かれる 下あごが下がる 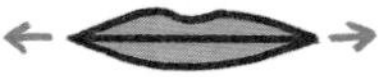	口をとじて飲む 口角は動かない 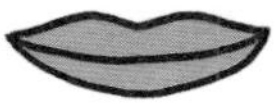	口唇の動き
左右に動く 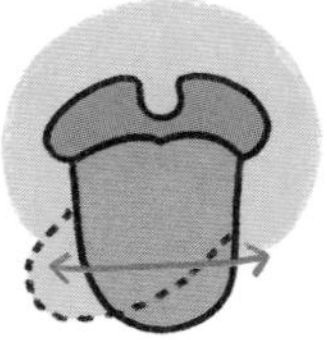	上下に動く 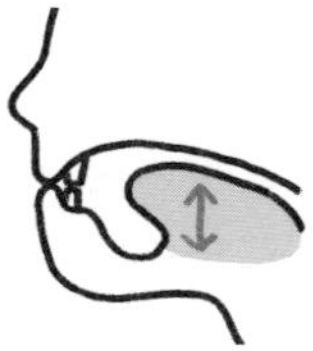	前後に動く 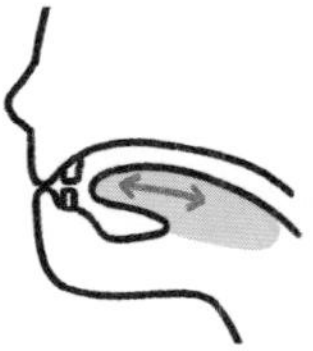	舌の動き
歯茎でつぶせる くらいの硬さのもの ↓ 子どもの様子を 見ながら 徐々に硬いものを 増やしていく	● 舌で おしつぶせる 硬さのもの ● 舌で送り込んで 飲み込める まとまったもの	● なめらかに すりつぶした 状態のもの ※はじめての食品は なめるぐらいから 少しずつ増やし、 無理なく進める	合っている食形態

口腔機能ごとの食事のポイント

ステップ1

- 汁気が多いメニュー(煮物、具だくさんのスープなど)をすりばちですってみる、ミキサー・フードプロセッサーなどでペースト状にするなど、できるだけペースト状に近い形の食べ物を提供できるとよいでしょう。
- とろとろしたヨーグルト、パンがゆ、おかゆ、すりつぶした果物など、噛まずに飲み込める状態の食べ物がベストです。
- 家族の食事の一部をペースト状にする・すりつぶすことができれば、手間や負担を抑えることができます。はじめて口にする食品は、アレルギーがないか確認し、少量にしましょう。

食べ物例 とろっとしたヨーグルト、パンがゆ、おかゆ、すりつぶした・ペースト状にした野菜料理、魚料理、肉料理など

ステップ2

- 舌でつぶせるぐらいのやわらかさに食材を煮たり、蒸したりして提供してみましょう。その際、野菜はできるだけ繊維が少ないものを選んで。圧力鍋を使って調理すると、短時間で作ることができます。多めに作って冷凍しておくこともできます。
- 家族の食事の一部をすりばちなどで、少し粒が残るくらいすりつぶして提供するのもよいでしょう。

食べ物例 湯豆腐、茶わん蒸し、少し硬めにしたパンがゆ・おかゆ、すりつぶした野菜料理、肉料理、舌でつぶせる程度に煮た根菜類など

ステップ3

- はじめは箸で切れるような硬さのものからはじめ、徐々に食べ物を硬くし、繊維が多い野菜なども子どもの状況を見ながら取り入れます。
- 家族の食事の一部を細かく切って提供してみましょう。ただ、細かすぎる野菜・ひき肉などは、気管に入ってしまうこともあるので注意してください。
- この段階に口腔機能は移行しているのに、噛まなくても飲み込めるものばかり提供していると、口腔機能の発達にとってよくないので、注意しましょう。

食べ物例 ※状況に応じて、少しずつ「やわらかい食べ物」から「硬めの食べ物」に移行していきましょう。

※上記はあくまで目安です。子どもの様子を見ながら調整していきましょう。

◎「吐き出しても大丈夫」という環境づくりを

最後に、大切なことをお伝えします。

子どもが食べものを口に入れたけど食べられそうにない（上手に咀嚼や嚥下ができそうにない）ときは、「吐き出しても大丈夫な環境づくり」をしてください。

具体的には、まずは少しなめるだけでもOKにしてみたり、口に入れたあとに仮に吐き出してしまっても「口に入れられたね」とほめたりしましょう。

また、食べることへの不安が強い時期などには、飲み込めないときに、吐き出してもいい容器（ボウル、お皿など）を準備し、「食べられそうになかったら、ここに出してね」と声かけをしてもよいでしょう。

子どもは、吐き出しても大丈夫という前提があるからこそ、安心して食べ物を口に入れられます。ただ、この対応を続けると、噛めるのに口から出すのが習慣化してしまう子もいます。その場合は食事を小さなかけら（1～2㎜）にしてすすめ、子どもが食べられたらほめてみてください。

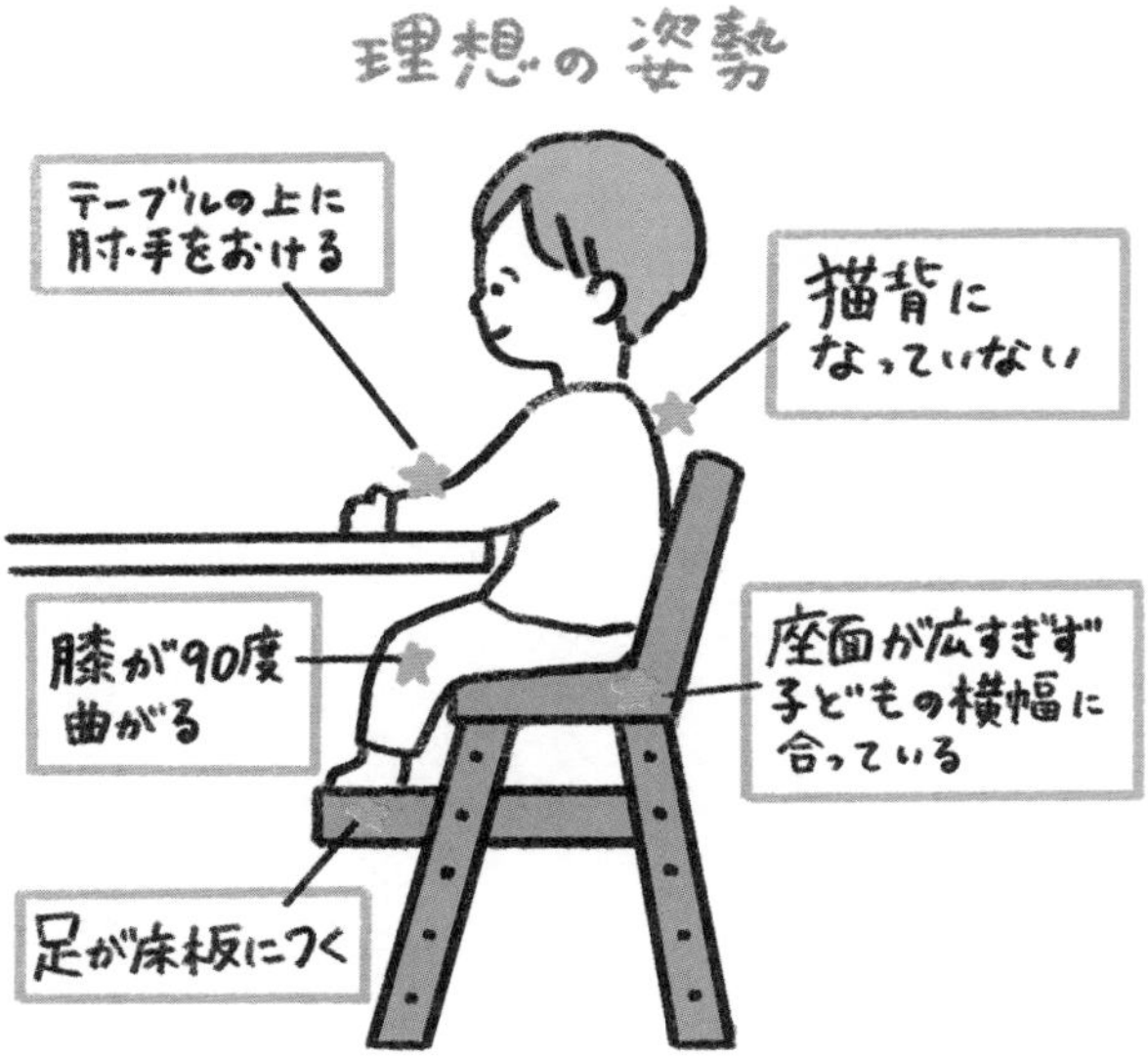

よい姿勢が食べる力を高める

第1章で、「食べるときの姿勢」も食の進みにとっては大切であるとお話ししましたね。大人の場合は筋肉がしっかりしているので、多少姿勢が崩れていても食べられます。しかし、子どもは、少し姿勢が崩れたり、テーブルやイスが体に合わないだけで、食べられなくなるのです。これも機能的な問題の1つです。

上のイラストを確認し、普段お子さんは食べるときに、しっかり手が使える状態になっているか、食事に向き合う姿勢に無理・無駄がないかチェックしてみてください。

STEP 2

時間と量の問題に対応する

次に、偏食になる2つ目の理由「時間と量の問題」にどう対応していけばいいのか、お伝えします。

「時間」と「量」、どちらの対応にも共通して大切な考えが、**「食べ物を欲しがるのは栄養が足りていないからではない」**ということです。

欲しがるのは、「栄養が足りていないから」ではありません！

親御さんがよく勘違いしがちなことに「子どもが食べ物を欲しがるのは、栄養が足りていないからだろう」というものがあります。しかし、これは違います。

〝デザートは別腹〟というような感じで、仮に満腹だったり、栄養が足りていても、好きなものなら食べられてしまうのが人間です。**一方で、好きなもの以外はある程**

度お腹が空いていないと、口に入れようとはしません。

子どもだけでなく大人も、何かストレスを発散したいとき、感情的に満足したいときに、その気持ちを「食べ物で満たそう」とすることがあります。特に糖分が高いものを食べると、ドーパミンやセロトニンなどの脳内神経伝達物質（ホルモン）が分泌されるので、幸福感を得られます。

しかし、これを覚えてしまうと、感情的な満足を得るために食べるようになります。てっとりばやく満足でき、ストレスも発散できるので、子どもは次第に食以外で感情的に満足できないようになる恐れもあるのです。こうなると、好きなものだけ食べて、他のものを食べないことにつながり、偏食も固定化されてしまいます。

だからこそ、「子どもが食べ物を欲しがる」→「きっと栄養が足りていないんだ」→「好きなものを食べさせて栄養を補給させなきゃ」と考えるのはやめましょう。

この過程がくり返されれば、子どもは「要求すれば好きなものが出てくる」と覚え、大人が苦労することにもつながります。

食で感情的な満足を得ることは、本来素晴らしいことです。でも、それだけが唯一の満足を得る方法になってしまってはよくないですよね。子どもには、食以外にも、自分を満足させる方法を知っておいてほしいものです。

そのためにも、大人が子どもと楽しく会話をする時間を増やしたり、他の楽しいことを見つけるサポートをするのも、大事でしょう。そういった関わりが、間接的に偏食の改善を促します。

まずは好きな食べ物の量を減らす

「食べ物を欲しがるのは栄養が足りていないからではない」

このことを踏まえた上で、「量」についてお話しします。

とても大切なのは「好きな食べ物の量を減らす」ことです。

食べられるものを増やすためには「今食べているものを減らすこと」が欠かせません。

逆に言えば、これまで偏食改善を試みても、なかなか食が広がってこなかったという場合、この〝減らす〟という視点が抜け落ちていることが多いのです。

特に、偏食の子の場合、ご飯・パン・芋などの炭水化物類や、お菓子・ジュースなど、少量でも高カロリーなものを好む傾向にあります。高カロリーな食品や脂質・糖質が多い食品を食べると、脳では報酬系のホルモンが生まれ、満足感を得られるため、他のものを食べる気持ちが起きにくくなります。

ですから、少しずつ、今好んで食べているものの量を減らすことが大切です。

しかし、ここで「うちの子は食べる量が少ないけど、本当に減らして大丈夫なの…？」と、疑問や不安が出てくる方もいらっしゃるでしょう。

結論からお伝えすると、次の3つのいずれにも該当しない場合は、大丈夫です。

①成長曲線と照らし合わせたとき、ここ数カ月間の身長と体重の伸びが極端に悪い

②成長曲線の平均値と照らし合わせたとき、身長に比べて体重の値が極端に低い

③食べ物を喉につまらせたり、吐いてしまったりしたことで、一時的に食べるこ

とが怖い状態になってしまっている

仮にお子さんが小食だったとしてもこの3つのケースに当てはまらないのであれば、〝減らす〟を考えて大丈夫です。

そもそも、人によって摂取したものを消化して、どれだけのエネルギー量に変えられるかは、違います。たとえば、私とあなたが同じおにぎり1個を食べたとしても、それをどれだけのエネルギーに変えられるかは異なります。また、体重の増減は、摂取量だけでなく、消化・吸収機能の働き、成長、活動によるエネルギー消費などで違ってきます。

子どもに限らず、「この人、少ししか食べないのに、いつも元気で不思議だなぁ」なんて人がいると思います。食べる量だけで「この子は栄養が足りていないんじゃないか？」と誤った判断をしないように注意しましょう。

また、消費エネルギーが摂取エネルギーを上回り続け、体内の「エネルギーの貯金」が減れば、現状維持しようとお腹が空いてきます。

お腹が空いているときに食事をとるとおいしいですよね。お腹が空いているタイ

食事を減らさないほうがいい成長曲線のイメージ図

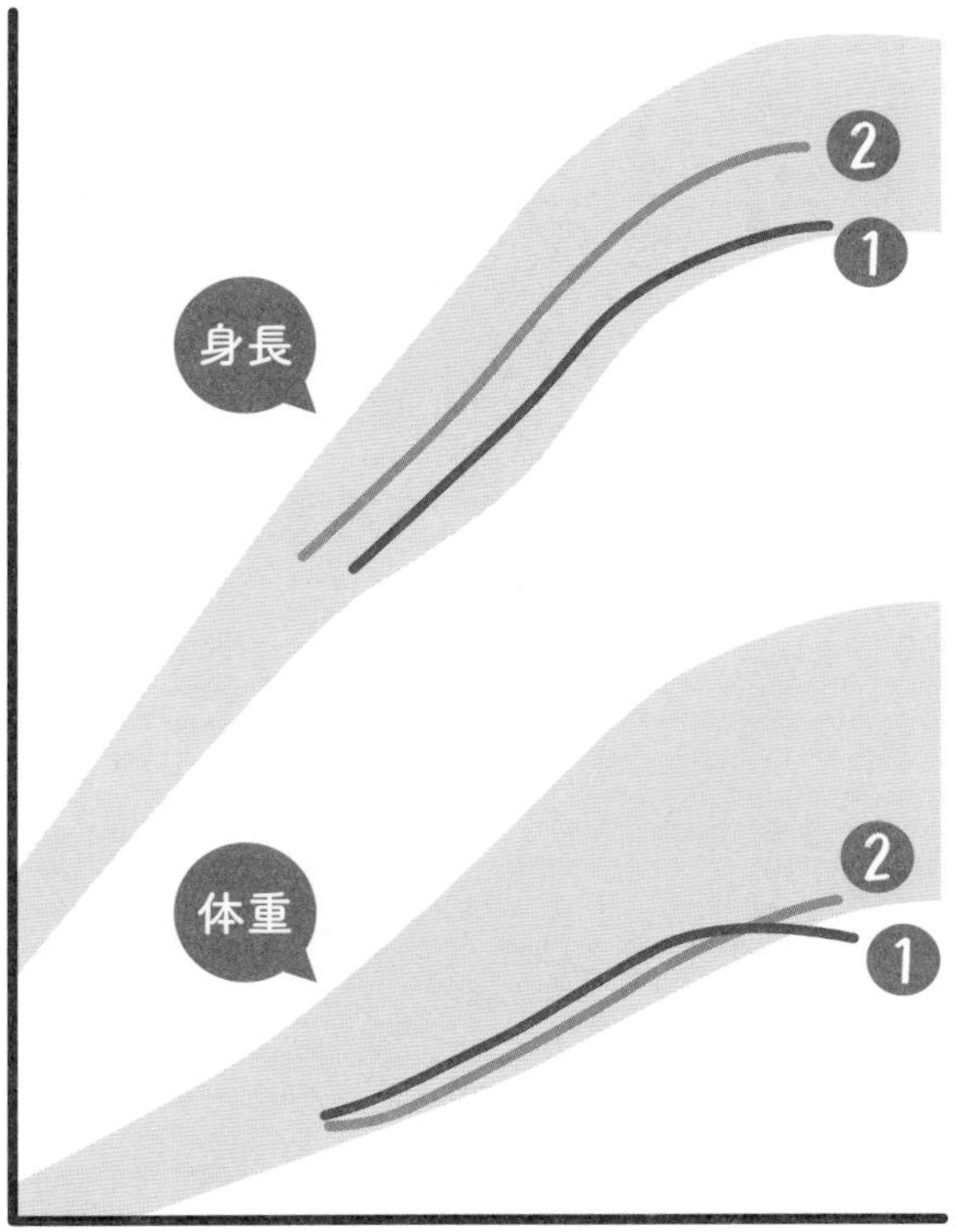

ケース
1　ここ数カ月の身長・体重の伸びが悪いケース

ケース
2　身長に比べて体重の値が極端に低いケースや体重の伸びが悪いケース

ミングで、苦手なものを食べると「おいしい」と認識が改まることがあり、その食べ物の印象がよくなって偏食が改善されることもあります。

こういったさまざまな理由から、食事の量を減らすことは大切なのです。

ただ、心配なのは偏食で多種多様な栄養がとれないときですよね。

こういうときは、食べられない食材の代替食品を探してみましょう。たとえば、野菜が食べられずビタミン不足が気になるのなら、子どもが食べられるものの中で、ビタミンが豊富なもの（果物など）を探します。すべての栄養素をとる必要はありませんが、「タンパク質」「糖質」「ミネラル・ビタミン」が、なんらかのかたちでとれると安心です。

上手に減らすために知りたい「食べる順番」

食事を減らすときに知っておいてほしいのが、**「子どもが食べる順番」**についてです。これを理解することで、子どもの心境もわかり、適切な対応がしやすくなります。

基本的に子どもは、食卓にある食べ物に対して、次のような順番で食べていきます。

①**好きなものから食べる**
←まだ満足しない場合は
②**「これなら食べられそう」と感じるものを食べる**
←まだ満足しない場合は
③**それ以外の（嫌い・はじめて・食べ馴染みがない）気になるものに触れる**
←
④**気になるものを口に入れる**
←それで満足すると
⑤**触っても口をつけず、遊んだり、立ち歩いたりする**（※子ども目線では幼児期くらいまでは食べることと遊ぶことはあまり区別がないといわれていますが、ここでは大人目線でわかりやすく表現しています）

割合のイメージ

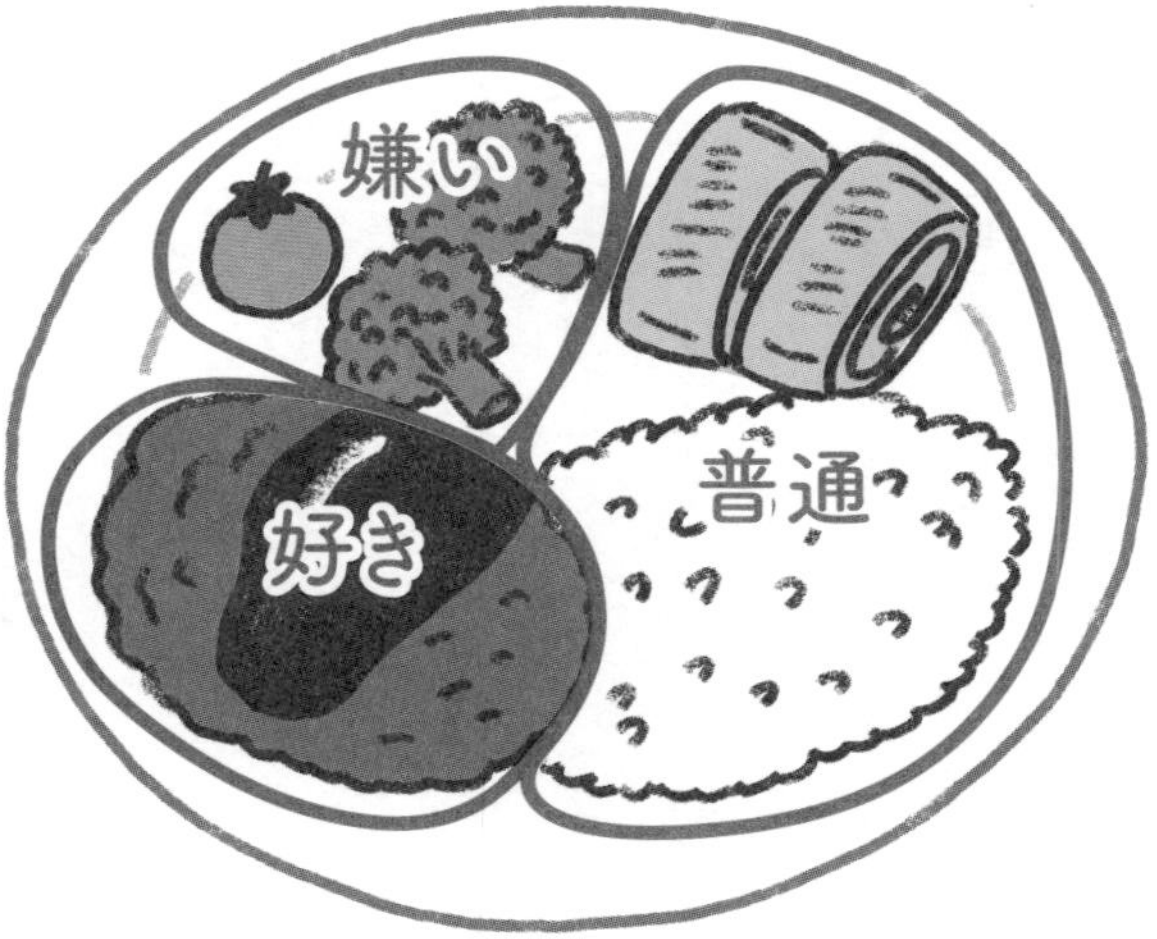

好きではないものを食べることは②以降に該当します。

「量」の観点から見てみると「①好きなもの」を食べるだけで、もしお腹が満たされてしまえば、②以降のことは基本的には起きません。ですから、まず大切なのは好きなものの全体量を減らすことなのです。

私は目安として**「好きなもの：普通（食べたことがある）：嫌い（苦手・はじめて）＝3：5：2くらいで」**とお伝えしています。好きなものがあると楽しく食事ができますが、その割合が多すぎるとそれ以外のものを食べません。もちろん、3：5：2

というのは、あくまで目安なので、厳密である必要はありません。**大切なのは「好きなものは食卓にあるけど、多すぎないようにする」ということです。**

また、偏食の子に対して「どうせ食卓に並べても食べないだろう……」という考えで、好きなもの以外を食卓に並べなくなってしまうことがありますが、食卓に嫌いなものが全くないと、食べる以前の段階である「触れる」機会すらなくなるので、食べなくても並べたほうがよいのです。

全く触れなければ偏食が固定化されますし、ずっと避けていた食材に給食などで向き合うと、食材への免疫がないぶん、つらくなる可能性も高いからです。

食べたい気持ちを引き出す「時間」の話

「時間」の話に入りましょう。

ここで**大切なのは「食べる時間と食べない時間を明確にする」ということです。**

これは偏食改善のためにとても大切なポイント。偏食がなかなか改善できないご家庭では、よく「いつでも食べられる状況」「今食べなくても、あとでいくらでも食べられる状況」に陥っています。ここから変えていくことで、子どもの食は広がりやすくなります。

先にもお伝えしましたが、学校や保育園では給食・おやつの時間が決まっています。これ以外の時間では基本的に、食べ物を口にできません。そのため、給食の時間・おやつの時間での食べる意欲がアップするのです。

これは大人でもわかるでしょう。

たとえば焼肉90分食べ放題のお店に行ったとします。多くの方は、「90分内にできるだけたくさん食べるぞ！」と思うのではないでしょうか。食べられる時間が限られているからこそ、時間内にいっぱい食べようとするはずです。

時間制限が、食べたい気持ちを引き出すことは、多々あります。

ですから、偏食改善では「食べる時間と食べない時間を明確にする」ことから始めるのがおすすめです。「この時間に食べなくても、あとで食べたらいいや」という習慣ができないように注意しましょう。

ただ、ご家庭で、食事の時間を給食のように、毎日「一定」にすることは難しいと思います。**一定であることより「明確であること」が大切なので、こういった場合は「何時からご飯だよ」と、はっきりと時間で伝えることを意識しましょう。**

◎食べ終わる時間もはっきり決める

「終わりの時間が明確である」ことも、子どもが食べ進めるための助けになります。よく「だらだらと食べる子につき合うのが苦痛」という声を親御さんから聞きますが、食事の時間は30分も取れれば、基本的には十分です。

「少ししか食べていないから」と、時間を延ばしてまで、なんとか食べさせようとしても、よいことはありません。子どもも苦痛を感じますし、時間を延ばせば〝亀のペース〟で食べることはあるかもしれませんが、そうやって時間をかけて食べることが、習慣になってしまいます。

子どもが食べきっていないのに、食事を切り上げることに抵抗がある方は、食事をさげる前に、子どもに「まだ食べたいかどうか」を聞いてみましょう。

「まだ食べたい！」と言われた場合、「〇分までね」と終わりの時間を伝えて、その時間になったら今度こそ片付けることをおすすめします。こうすることで、食事の時間は限られているのだ、決まった時間に食べなければ食べられなくなるのだと、子どもも学習できます。ただ、このような〝延長戦〟をする場合も1回までにしてくださいね。

毎回食べるのに極端に時間がかかるようでしたら、先にお伝えした「口腔機能」に問題がある可能性もあります。口腔機能のチェックをしてみましょう。

おやつとうまくつき合うために

ここまで読んでくださった方であれば、間食は慎重に与えなければいけないと思っているのではないでしょうか。

そもそも、お菓子類やジュース類は少量でも、エネルギー量が多く、満足感がある食品です。

ポテトチップス半袋（30ｇ）で、約１６０㎉。これは、たまねぎ約5個分にあたります。オレンジジュースは1杯（200㎖）で約80㎉。こちらは、にんじん約2本分のカロリーなのです。

偏食改善のために最も大切なのが**「お菓子やジュースをいつでも好きなだけ、食べられるという習慣をやめること」**です。

そういった〝自由〟は大人になってからの楽しみにし、子ども時代は、大人がしっかりと間食のコントロールをしましょう。

まず、おやつの時間を明確にします。保育園ではおやつの時間が決まっています。決まっているからこそ、それ以外の時間に「おやつ食べたい！」と騒ぎ出す子はほとんどいません。**時間が明確であることがおやつの欲求を抑えることにつながっているのです。**

そしてお菓子などを与える際は、袋出しは避け、お皿に出してからあげてくださ い。こうすることで、食べすぎを避けられます。また、エネルギー量が少ないものに置き換えることもひとつのアイデアです。

もちろん、好きなものを好きなだけ食べてしまわないように、小さい子の場合には、お菓子はできるだけ子どもの手に届かないようなところに置くことや、必要以上に買い置きをしないことも対策になります。

ある程度子どもが大きくなってきたら、コミュニケーションを取り、お菓子の食べすぎが体の成長にはよくないことなどを、しっかりと伝えましょう。お菓子はどれくらいまでにするか、親子でルールを決めてもいいかもしれませんね。

また、会話や遊びなどを通して、おやつ以外の方法で「楽しい」という感じる時間を作ることも大切です。

再び保育園のたとえになりますが、保育園にはいろんな楽しみがありますよね。お絵描き、塗り絵、ブロック、お友達との手遊びやダンス、滑り台やブランコなどの遊具……。

感情の発散先が「おやつ」以外にもあるからこそ、おやつを食べることに執着しなくなるわけです。

STEP 2 感覚的な問題に対応する

ここからは、3つ目の理由「感覚的な問題」について、対応法をお伝えしていきます。

第1章で「好きな感覚から広げることが大切」というお話をしたのを覚えていますか。

逆にやってはいけないNG対応は「頑張って苦手な感覚に慣れさせようとすること」でしたね。それは嫌な記憶を重ねるだけで、偏食や好き嫌いの改善にはならないのです。

では一体、「好きな感覚から広げる」にはどうすればいいのか、具体的なやり方も含めてお伝えしていきます。

好きな感覚を広げるためのステップは、大きく分けて次の3つ。それぞれ詳しく見ていきましょう。

1．今、食べられるものを把握する
2．5つの視点で「好きな感覚」を見つける
3．好きな感覚を軸に調理の工夫を考える

1．今、食べられるものを把握する

まずは普段の食事を振り返り「今、子どもが食べられるもの」を、次のページの表を参考にリストアップしてみましょう。

その際に食材だけではなく、どんな調理法なら食べられるかまで把握できると、次のステップ以降を考えやすくなります。

同時に、苦手にしている食材や苦手な調理法などもリストアップしましょう。

今、食べられるものをリストアップしよう

食品分類	食べられる食材	食べられる調理法	苦手な食材	苦手な調理法
ごはん類	白米			
めん類	うどん			
パン類	食パン	トースト		
魚類				
肉類	とり肉	からあげ		
卵類				
野菜類				
芋類	じゃがいも	カレー、 フライドポテト		
その他: 大豆、乳製品、 果物、おやつ、 飲み物etc…				

2．5つの視点で「好きな感覚」を見つける

リストアップしたら、次の5つの視点から「好きな感覚（今、受け入れられている感覚）」はどんなところにあるかを、導き出します。

1．どんな形状
2．どんな色
3．どんな調理方法
4．どんな温感
5．どんな食感

次に例を出してみますね。

好き（よく食べる）
1．どんな形状↓薄切り、千切り

2．どんな色↓白色、黄色、茶色
3．どんな調理方法↓揚げたもの
4．どんな温感↓温かいもの
5．どんな食感↓カリッ、サクッとした食感

嫌い（食べられない）

1．どんな形状↓厚切り
2．どんな色↓赤、緑
3．どんな調理方法↓煮たもの
4．どんな温感↓冷たいもの
5．どんな食感↓もちっとしたもの、やわらかい食感

ここまでで、おおよその「好きな感覚（いま受け入れられている感覚）」が把握できたはずです。

3. 好きな感覚を軸に調理の工夫を考える

子どもの「好き・受け入れられる感覚」が見えてきたら、それをベースに少しずつ好きな感覚から苦手な感覚に近づけるイメージで、調理の工夫を考えます。こうすることで、段階的に受け入れられる感覚・食べられるものを増やすのです。

ここで大事なのが、1～2週間で改善しようと思うのではなく、半年～2年をかけて焦らずゆっくりと、行ったり来たりしながらでも、食べられるものを増やしていくこと。そんなイメージを持って取り組んでくださいね。

きっかけは塩味濃いめの食べ物でもいい

味付けとしては、濃いめの塩味が食べ始めるきっかけになることも多いです。イメージとしては、ファーストフード店のフライドポテトのような塩味です（もちろん個人で好みは分かれるので、あくまで傾向です）。

やはり「好きな感覚」から広げることが大切なので、大人からすると多少しょっぱく思えるものでも、食べるきっかけとして取り入れたほうがいいこともあります。

調理の工夫のイメージ

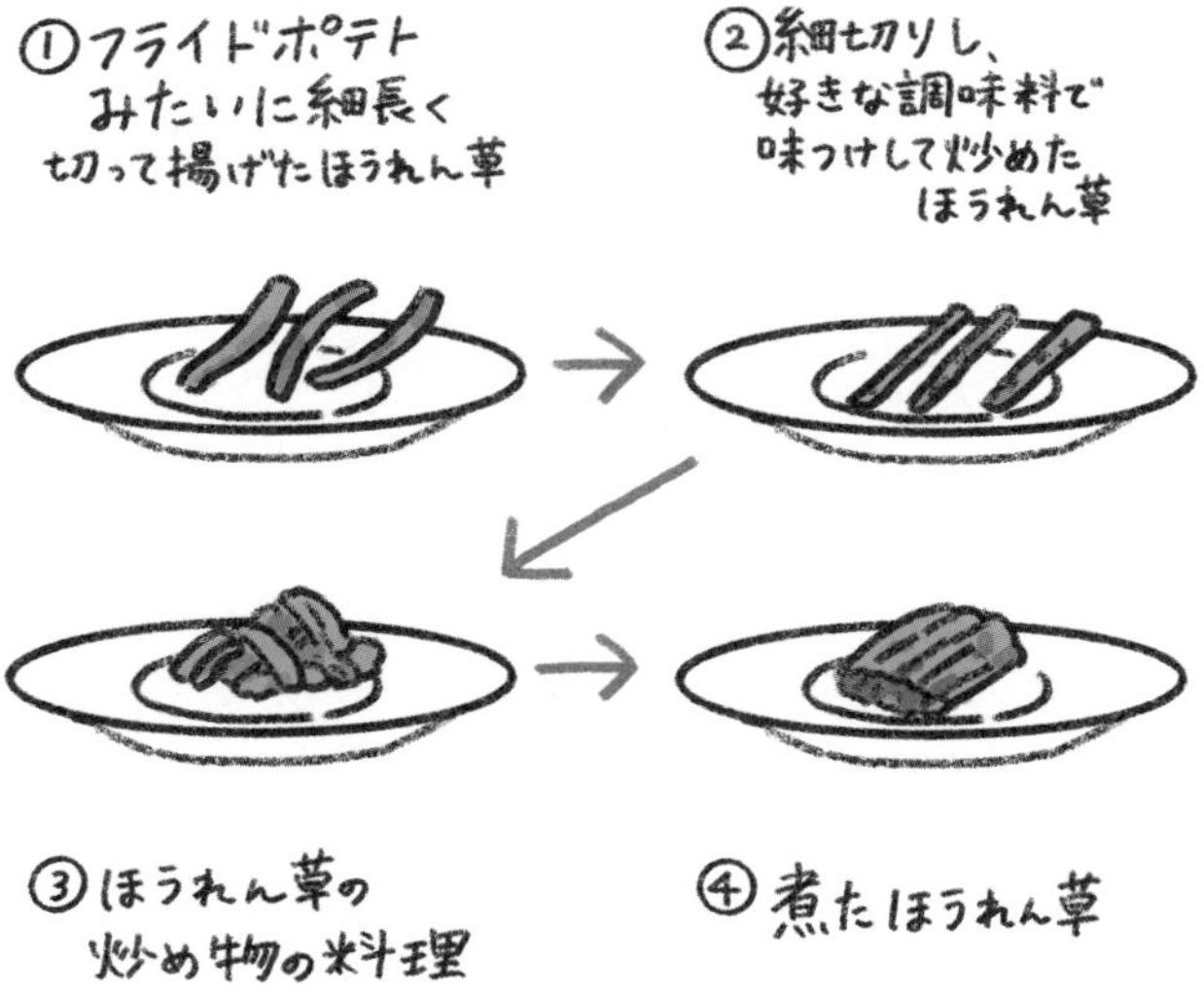
①フライドポテトみたいに細長く切って揚げたほうれん草
②細切りし、好きな調味料で味つけして炒めたほうれん草
③ほうれん草の炒め物の料理
④煮たほうれん草

その後、大人が塩分量をコントロールして、時間をかけてだんだん味を薄くしていけば問題ありません。他にも、好きな調味料や味付けが決まっている場合は、まずはその味付けで出してみて、時間をかけてだんだん味を薄くしていきましょう。

調理の工夫をした食品はあくまで「食を広げるため」のものですから、メインメニューの横に少し添えるなどして、出すとよいでしょう。余裕があれば、同じ食材の別の料理を食卓に並べ「これ（調理の工夫をしたもの）と、これ（工夫をしていない料理）は同じ食べものからできているんだよ」などの声がけができると、いいですね。

STEP 2 知らないという問題に対応する

第1章で子どもは、

1. 知らない
2. 知る
3. 興味を持つ
4. 触れる
5. 食べる

という5つのステップを経て、新たな食材を食べるようになるとお伝えしました。

そして、「知らない」「見慣れない」から食べられない子がいるということもお話ししましたね。では、「知らないから不安で食べたくない」という子にはどう対応すればいいのでしょう。

ここでできる対応策は、「興味を持つきっかけづくり」です。

よく「親子で調理をすることで、子どもが野菜を食べるようになった」という話を聞きますが、それは料理の過程で食材に興味を持ち、さらには「触れる」こともできたからだと思います。

・一緒に料理をして新たな食材（苦手な食材）に触れる

・食べ物の話を親子でしてみる（どんな栄養があるか、どんな食べ物かなど）

・食べなかったとしても、食卓に並べて見せる

このような興味を引き出すきっかけづくりができるといいですね。

また、これははじめての食材だけでなく、**「一度食べたけれど苦手になっている食材」にも共通する考え**です。苦手な食材、食べ慣れていない食材は、知っているけど「興味を持てない」子どもが多いもの。「興味を持つ」「触れる」と、少しずつステップを進められるよう、苦手なものでも食卓に並べるようにしましょう。

大人でも、海外旅行先などではじめて見る食べ物を出されたら、まずは匂いを嗅いだり、どんな味かを知っている人に聞いたりするでしょう。そうして安心できた

食の広がりには波がある

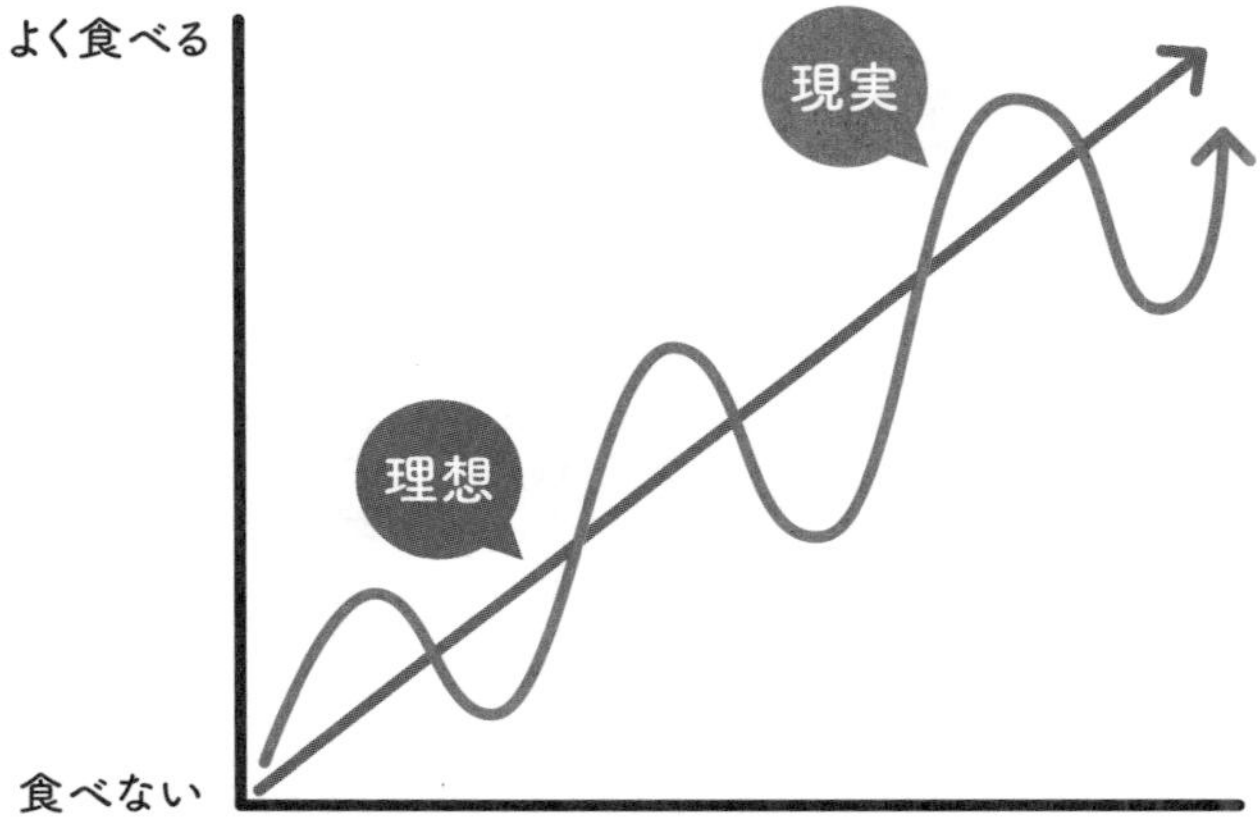

ら、はじめて口をつけると思います。ですから、子どもが見慣れない食品に少しも口をつけない場合も、怒る必要はないのです。

「食べられないだろうな」と思うメニューでも、食卓に並べて見せましょう。それだけで、「1．知らない」から「2．知る」まで、段階を進めているからです。

食べられるまでにはステップがありますし、食の進みには波があるものです。

適切な対応を続けていたとしても、苦手な食材を食べられるようになるまでに、半年～数年かかる場合もありますので、長い目で見るようにしましょう。

STEP 3 食べられると覚えるための〝工夫〟をする

子どもが苦手な食べ物に口をつけたあとで大事なのが、「食べられる」と覚えるための工夫です。

ここからは、その具体的な方法をお伝えしていきます。

「口をつけた＝偏食が改善した」ではありません

私は『クレヨンしんちゃん』が好きで、昔はアニメや映画もよく見ていました。主人公の5歳児・野原しんのすけは、ピーマンが嫌いなんですよね。ですからよく、ピーマンをしんのすけに食べさせようと、お母さんのみさえは「ピーマンも食べなさい！」とすすめています。でも、しんのすけは口に入れても「まずい」と、べーっと出してしまうのです。

「子どもの頃に見ていた〝じんちゃん〟にはそんなシーンがあったよなぁ」と、思っていましたが、先日たまたま『クレヨンしんちゃん』のアニメを見たら、同じようなやりとりがありました。20年以上変わっていないやりとりで「みさえも、もう少し工夫したらいいのに……」と思ったりもしますが、これは、家庭や給食で今もよくあるシーンなのかもしれません。

子どもの偏食と向き合う上で大切な視点として**「苦手なものに口をつけられた＝偏食が改善した」ではない**ということがあります。

子どもが苦手なものに対し、大人があの手この手で工夫を施し、なんとか口をつけられるようになったとしても、食べた子どもが「やっぱりおいしくない」と感じてしまったら、次から自らその食材を食べることはありません。

また次回からも同じように、大人が頑張って工夫して、なんとか口をつけてもらう……という苦労が続くのです。

苦手な食材・はじめての食材に口をつけた子どもが「これ、おいしいな」と感じられるように、味付け・温感・食感に気を配りましょう。全部を完璧にするのは大変だと思うので、子どもが好きな感覚だけ意識してみるのもおすすめ。

「これ好きだな」と思うことができれば、ひと口食べて終わりではなく、そのまま食べ進められるはずです。

子どもを「騙さない」のが大事です

そして、どんなときでも大事なのが、「子どもを騙《だま》さないこと」です。

騙すというと仰々《ぎょうぎょう》しいですが、親はよかれと思って子どもを騙すことがあります。

たとえば、野菜が苦手な子に対し、「野菜をみじん切りにし、ぱっと見でわからないようにしてハンバーグに入れて、何も言わずに食卓に出す」という対応。

これも「子どもを騙す」1つの例なのです。

好きな形状の食べ物に姿を変えているので、子どもが野菜入りハンバーグに口をつける可能性は大いにあります。しかし、もし**「中に野菜が入っていること」がわかったら、子どもはショックを覚え「騙された」と感じて、野菜はおろか、次回からハンバーグすら警戒して食べなくなる可能性もあります。**

さらに言えば「その大人が、すすめたものを今後食べなくなることすらある」のです。

これは私が相談を受けた方の家庭で実際に起きたことなのですが、この話は、**〝好き嫌いのギャップ理論〟**を説明するときによく使っています。

「食べる前のイメージと食べたあとにどうだったのか」の〝ギャップ〟が、プラスに振れるかマイナスに振れるかどうかで、その食品の好き嫌いが決定づけられるという理論です。

食べる前のイメージより、食べたあとの結果がマイナスに振れれば振れるほど、食べることや口に入れることが嫌になったり、怖くなったりします。そして、その「嫌だ」「怖い」と体験した食材を拒否するだけではなく、〝その人〟がすすめたものの自体を全般的に警戒して食べなくなることすらあります。

これを理解すると「今まで食べていたものを、突然食べなくなった」というケースも、その理由がわかるのではないでしょうか。子どもは往々にして、今まで好きで食べていたのに、突然パタリと食べなくなったり、拒否したりすることがあります。

好き嫌いのギャップ理論

例 子どもの好きなハンバーグに
苦手なにんじんをみじん切りにして入れた

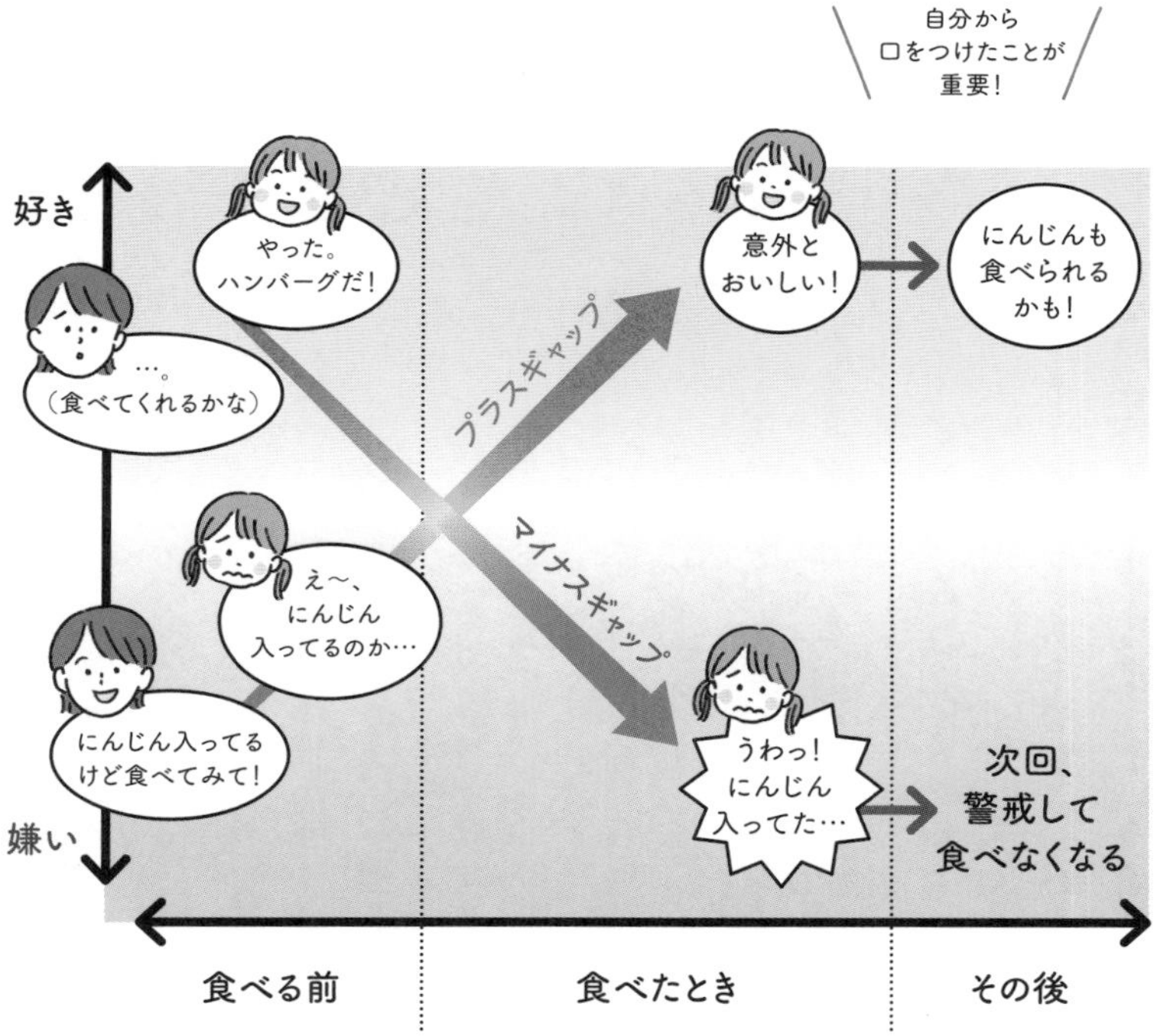

それもやはり「マイナスギャップ」が主な原因です。

たとえば、ヨーグルトを好きで食べていたのに、いきなり食べなくなるケース。

こういった場合、なぜそれが起きたかを探っていくと、その子にとって好きな〝いつものヨーグルト〟を用意できず、やむを得ず別のヨーグルトを用意したという出来事がターニングポイントになっていることがほとんどです。

そのとき仮に「これはいつもと違うヨーグルトだからね」などひと言添えられたらよいのですが、何も予告や注意がないと、「いつものおいしいヨーグルト」という食べる前のイメージと、食べてみたときの「いつもと違う味だ！（しかもおいしくない）」という結果の間に、大きなマイナスギャップが生まれます。

こうなると、「ヨーグルトを食べるのが怖い」というように（今まで好んで食べていたものを含め）ヨーグルトそのものを拒否するようになるのです。

◎「苦手なもの」を告知することのメリット

「マイナスギャップを感じそうなものがある場合は、必ず予告をする」と、マイナスギャップ↓食べられないものが増えてしまうという流れは断ち切れます。

また、これを重ねていくと安心して食べられることにもつながり「(試してみたら)意外とおいしかった!」など、プラスギャップを生むことも増えていくでしょう。

本書をお読みの方の中には、「苦手を予告したら、食べなくなるのでは?」と思う方もいるかもしれません。しかし、それは長い目で見たら逆です。

騙したようなかたちで食べさせると〝その人〟がすすめたもの自体を全般的に警戒して食べなくなりますが、反対に苦手をしっかり予告することで、すすめたものに口をつけてくれることが多くなるはずです。

苦手な食べ物を予告すると子どもは「この人は、自分が苦手なものを事前に教えてくれる!」と、その相手に信頼感を抱きます。つまり、予告の積み重ねが子どもとの信頼関係の構築につながるのです。**信頼関係があるからこそ、「この人がすすめてくれたものなら、安心して口をつけられる」と子どもは感じます。**

「おいしいよ!」と言って、子どもに食べることをすすめる大人がいますが、この言葉も注意が必要です。もちろん、おいしいのは良いことなのですが、それが「子どもにとっておいしいもの」でなかったら……。もし、口をつけてほしいから言っているのであれば、子どもとの信頼関係が崩れる恐れもあります。

「おいしいよ」という言葉を信じた子どもが、その食材を食べたとします。もしも、子どもにとってそれがおいしくなかった場合「この人は、うそつきだ」ということになり、「この人がすすめたものは、食べないようにしよう」と、思う可能性がとても高くなるのです。

変化は「グラデーション」で起こす

これまでいろんなことをお伝えしてきましたが、いきなりガラッと食卓を変えすぎないよう注意しましょう。なぜなら、人は本能的に変化を恐れる生き物で、急激な変化には反発したくなるものだからです。

たとえば「好きなものの量を減らすことが大切」と知ったから、好きな白米の量をいきなりいつもの半分にしたら、どうでしょう。

子どもからしたら大ブーイングをしたくなるはずです。

ですからまずは10g減らしてみる。その後様子を見て2週間後にまた10g減らしてみるというように、子どもが変化に気づかないくらいのレベルで変えていき、最終的に目指したい量に近づけます。

これを私はよく**「グラデーションで変えていくことが大切」**とか**「階段ではなくスロープ状で変えていく」**とお伝えしています。

「いろんなことを変えなければいけない」と焦っている方もいるかもしれませんが、安心してください。少しずつ変えていくほうがむしろよいのです。

やってはいけない！
嫌いな食べ物を増やす習慣

本章の最後に、よくやってしまいがちだけれど、子どもの偏食や好き嫌いを加速させる「大人のＮＧ習慣」を紹介していきます。これだけはやらない！というつもりで読んでいってくださいね。

NG 子ども主体になりすぎる

食事の用意が「子ども主体」になってしまうケース。これはよくありますが、ＮＧです。食べる、食べないを最終的に選択するのは子どもであるという考え方は大切だと思いますが、食事のメニュー決めなどの主導権は大人が握るべきです。

よくあるのが「今日何食べる？」と子どもに聞き、いわれたメニューだけ作るとか、「子どもがいらないというから、食べないものは作らない」とか、なんでもかんでも子どもの要求通りに食事を用意してしまうことですが、私はこれを〝奴隷化〟と言っています。

こうなってしまうと、食事を用意する大人は疲れていき、だんだん子どもとの食事が苦痛になっていきます。

食べられるものだけ食卓に並ぶことになれば、食べるまでの〝5つのステップ〟(64ページ参照)も進まないので、子どもの食も広がりにくくなります。誕生日だったり、習いごとの発表会の日など、特別なタイミングで「何、食べたい?」と聞いて、リクエストメニューを用意するのはよいでしょう。しかし、日常においては、食事の主導権は大人にあり、それでいいのです。

大人が好きで食べていると、その食べ物に子どもは前向きな興味を持つこともあります。一緒に食べている大人が食事を楽しんでいることも、子どもの食の広がりにつながるので、〝奴隷化〟によって大人が疲弊して子どもとの食事を楽しめなくなるくらいであれば、子どもが食べなくても、自分の好きなものを用意してみましょう。

NG 毎食のように「食べてみたら？」と言う

毎食のように、苦手なものやはじめてのものに対し「食べてみたら？」と言うのもNG。もちろん、そのようにすすめるのは悪いことではありません。

しかし、先ほどの5つのステップで考えると、子どもはまだ「食べる」という段階に至っていない可能性もあります。

私は食事というのは、体だけではなく、心のエネルギー補給の役割も担っていると考えています。

そう考えたとき「毎回チャレンジしなければいけない」というのは、あまり心が休まらないのではないでしょうか。

究極的には「食べてみたら？」と言わないことが理想です。

「たくさん食べること」よりも「自分から食べること」を目標にし、それを実現するために対応をしていきましょう。それさえしていれば「食べてみたら？」という声かけは、不要です。

NG 何日も連続で同じものを出す

「少し工夫したら、子どもが苦手なものを食べた!」といううれしいことがあったので次の日以降も連続で同じものを食卓に出す……これも避けましょう。

現実的には、多く作って食べきれなかった料理を次の日に食べるということはよくあると思います。しかし、同じメニューが何日も続くと、よほどの大好物でない限り、食べる意欲は低下します。

「少し工夫したら食べた!」くらいのものは、大好物ではないはず。連続で出すのは次の日くらいまでにしましょう。

また同じものを出すとしても、最短でも3日、できれば1週間くらいは空けたほうがよいでしょう。せっかく食べられるようになったのに、飽きてしまって食べなくなったのでは、本末転倒です。

「以前はよく食べていたのに、飽きてしまったのか食べなくなった……」という食べ物に関しては、1カ月くらい空けてみると、飽きが解消されてまた食べるようになりますよ。

偏食改善　対応の7つのポイント

偏食対応で迷ったときは、このページへ戻ってきてください。
ここにある7つのポイントを思い出せば、よりよい対応ができるはずです。

1 食べられない理由を知ることから始めよう

理由がわからないまま対応すると、
頑張っても報われない負のループにはまります。

2 安心できる食卓、楽しい食卓づくりが何より大切

食べることが「楽しい」と感じられなければ、食は広がりません。

3 食べる機能に問題はないか？

特に、今の口腔機能の発達と食形態にミスマッチが起きていないかを確認。

4 提供量では、「引き算」がポイント

好きな食べ物の提供量を減らして、子どもにとって「好き」以外のものを食べる〝理由〟を作ります。

5 好きな感覚から広げていくのがベスト

苦手な感覚のものをいきなり食べられるようにはなりません。感覚の問題で食べられないときはまず、好きな感覚から広げましょう。

6 食べる時間と食べられない時間を明確にする

食事の時間・おやつの時間、時間に区切りをつけないと、偏食は改善しにくいです。

7 調理の工夫は最低限からでOK

調理の工夫、ポイントはそれぞれありますが、できる範囲で続けられたら◎。

Column

子どもの口に食べ物を運ぶことのデメリット

なかなか食が進まない子に対して「はい、もうひと口！」「あと少し頑張って」などという声がけとともに、スプーンで食べ物を口元に運ぶことがあります。

食べさせるためによかれと思ってやりがちな対応ですが、すでに自分で食べられる年齢の子であれば、この対応はしないほうがいいでしょう。以前、保育園の先生から「この子、家庭では口に食べ物を運んでもらっているからか、保育園でも同じようにしないと食べないんです……どうしたらいいでしょう」という相談を受けたことがあります。

このように「口に運んでもらうこと」が習慣になると、家庭以外の場面でも自分から食べなくなることもあります。

自分では食べようとしないけれど、口元に持っていけば食べるというのはよくありますよね。でもこれは、「食べ物が口の近くにあるから」であって、それを食べたいからというわけではないことが多いです。

また、食を広げることを考えると「自分でどんなものかを認識した上で食べること」や「自分から口をつけること・食べること」が大切なので、そういった観点からもあまりやらないほうがよいでしょう。「自分から食べて完食できる量だけお皿に盛る」など、予め用意しすぎないことも大切ですね。

第3章

ケース別 よくある困りごとへの対応法

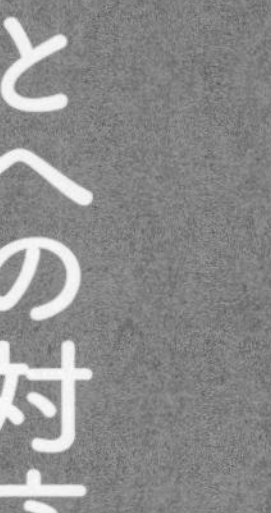

第3章では、ここまでに扱えなかった「具体的なケースごとの対応のヒント」をお伝えしていきます。気になるもの、お子さんに当てはまるものから読んでみてくださいね。

CASE 1 野菜が嫌いで、毎日決まったものしか食べない

これは、偏食の典型的なケースともいえるでしょう。

ご相談にいらっしゃった方の2歳のお子さんは、毎日のメニューが餃子、フライドポテト、ミートボールなどに固定化されていて、それ以外の肉、魚、野菜などはほとんど食べません。小児科医からも鉄分不足が指摘されており、「もうどうすればいいかわからない」と悩む中、相談に来てくださったのです。

ご相談にいらっしゃったお母さんに、私はまず「お父さん、お母さんが楽しく食事すること」の大切さをお伝えしました。その上で、ヒアリングを行い、お子さんの好物から、食べられるもののヒントを探っていったのです。

話を伺うと、ファーストフード店の細切りのフライドポテトはよく食べるとのこ

とだったので、食べられない食材の「ささみ」「ほうれん草」をフライドポテトの形状・味に近づけて、調理してもらいました。それぞれ、細長い形に切って小麦粉をつけて揚げ、少し濃い塩味にしてもらったのです。

調理に工夫を凝らしても、お腹が空いていないと子どもは食べてくれません。そのため、間食を減らしてお腹を空かせたり、好きなものを出しすぎないよう食事全体の量の調整も同時に行いました。調理の工夫と同時に、「食べたい」という気持ちをつくることも行ってもらったのです。

この結果、お子さんは工夫して調理したささみとほうれん草を食べ「もっとこれ、食べたい」と、積極的に口をつけてくれるようになりました。

小麦粉をつけて揚げるのは、おすすめの方法

今回のように小麦粉をつけて揚げる調理法は、比較的子どもが口にしやすいものです。

カリカリした食感が好きな子の場合は、厚切りよりも千切りのほうがおすすめ。カリッと揚がりやすく、見た目も子どもが好きなことが多い「フライドポテト」の

ようになるので、お子さんにとって、試しやすいのでしょう。

このお子さんが今後、食を広げるためには

●形を大きくしていく

千切り↓細切り↓短冊切り↓……一口大

●衣の量を少なくしていく

最初は衣を多めにつけて↓次第に素揚げに近い形にしていく

●塩味を少しずつ薄くしていく

などの工夫をしていくと、だんだん食べられる種類が増えていきます。揚げたものをある程度、食べられるようになったら「他の調理法でも食べられないか？」を考えていきましょう。

もし、感覚的な問題で「カリッとした食感のものが食べやすく、ドロッとしたものは苦手」な子の場合は、

●揚げたもの↓しっかりと硬く焼いたもの↓やわらかな食感に焼いたもの↓煮物

というようなイメージで、時間をかけて少しずつ食を広げていくといいでしょう。

食感を変えるのであれば、できるだけ、見た目（形状）は食べられる状態から変化させないようにします。千切りや細切りの揚げ物なら食べる場合、揚げ物から焼き物に変化させるときにも形は変えないでおきましょう。ここでも、**変化はスロープのように、ゆっくりと徐々に、を意識してくださいね。**

子どもが受け入れられる感覚が増えてきたら、少しずつ形状も変え、受け入れられる形状を増やすと、食べられるものが増えていきます。子どもが食材に慣れてきたら、「調理を工夫したもの」と「同じ食材を少量、普通に料理に使ったもの」を並べて、「同じ食べ物なんだよ」と伝えていくと、食べられる料理のレパートリーが広がることもあるので、試してみてください。

CASE 2

牛乳を飲めない

牛乳は給食で提供されることも多い食品。あるお子さんからは、「給食の牛乳が嫌だから、学校に行きたくない」という話を聞いたこともあります。そんな話を聞くと、親としては、なんとか牛乳を飲めるようにしてあげたいと思うものでしょう。

牛乳を飲めない場合、「乳糖不耐症」という牛乳に含まれている「乳糖」を消化吸収できずに下痢などを引き起こす消化器系の疾患の可能性もあります。まずはそういった疾患に該当しないかを確認しましょう。

疾患がなくとも、無理に飲ませる必要はありません。「好きな感覚」をヒントに少しずつ飲めるよう、対応します。

お茶（緑茶、紅茶、麦茶、ほうじ茶など）、飲むヨーグルト、カルピス、ココアなどの、牛乳と親和性のある飲み物は「キーアイテム」です。

今飲めるものに、牛乳を少しだけ追加して子どもに飲ませることから始めてみま

牛乳の増やし方例

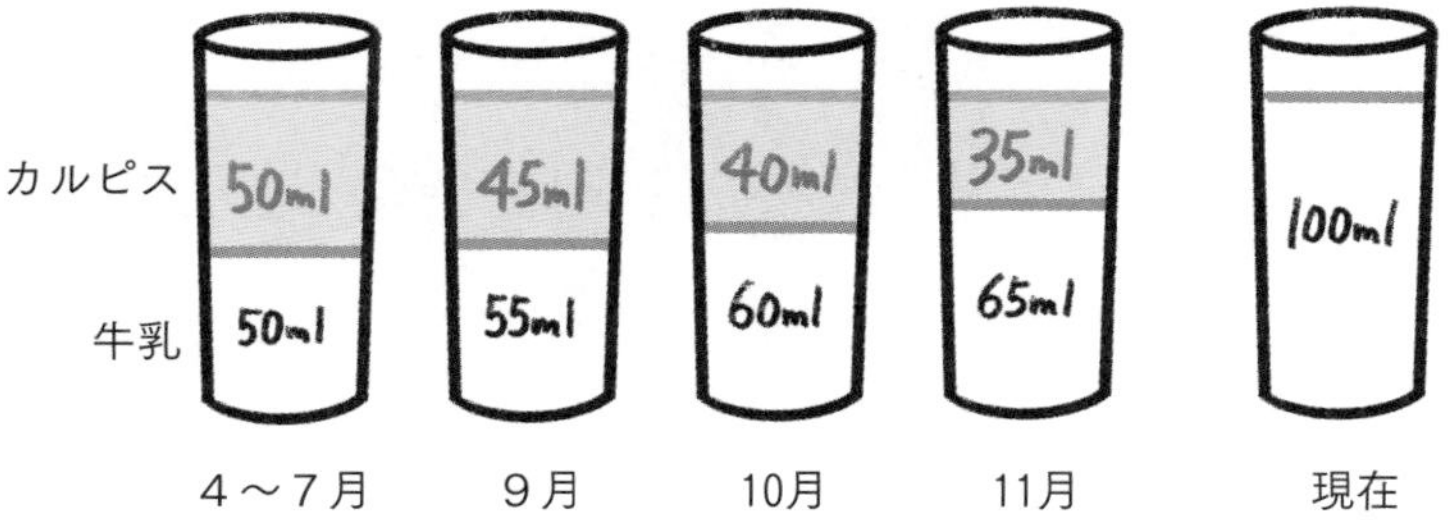

しょう。牛乳を入れる量を少しずつ増やし、徐々に100％の牛乳に近づけるのです。

以前、特別支援学級の先生と一緒に、牛乳が飲めない子のサポートをしたときには、その子の好きな飲み物・カルピスを使いました。

はじめは、カルピスに牛乳を少しだけ足したものを飲んでもらい、牛乳の割合を少しずつ増やしていったのです。

1学期の頃は牛乳とカルピスは50％ずつでした。2学期に入ってから、牛乳の割合を全体に対して、1カ月ごとに5％ずつ増やしていきました。

牛乳85％、カルピス15％ほどで飲めるようになったとき、「もう100％の牛乳が飲めるのではないか？」と、感じた先生が生徒に牛乳をそのまま飲ませたことがあったそうです。しかし、それは失敗。100%の牛乳は拒絶されてしまったので、そこから改めて、スモールステップで少しずつ少しずつ、牛乳を増やし、100%に近づけていきました。

視覚的なアプローチも重要です

100%の牛乳を飲ませることを失敗したタイミングで先生に始めていただいたのが、**「牛乳パックから、牛乳を注ぐ様子を子どもに見せること」**です。**実はこれが、牛乳を飲めるようになるためには欠かせません。**

なぜなら、牛乳パックからコップに注ぐところを見せていないと、「コップに入った牛乳は飲めるけど、パックから出てきた液体は〝別もの〟だから飲めない」となる子が多いからです。

その子には「コップに牛乳パックから牛乳を注ぐ様子」をくり返し見てもらい、「牛乳パックの中身とコップに入っている牛乳は、同じものなんだよ」ということを目で見て覚えてもらいました。数日続けたところ、子どもが自分で自分のコップに牛乳を注ぐようになったと言います。

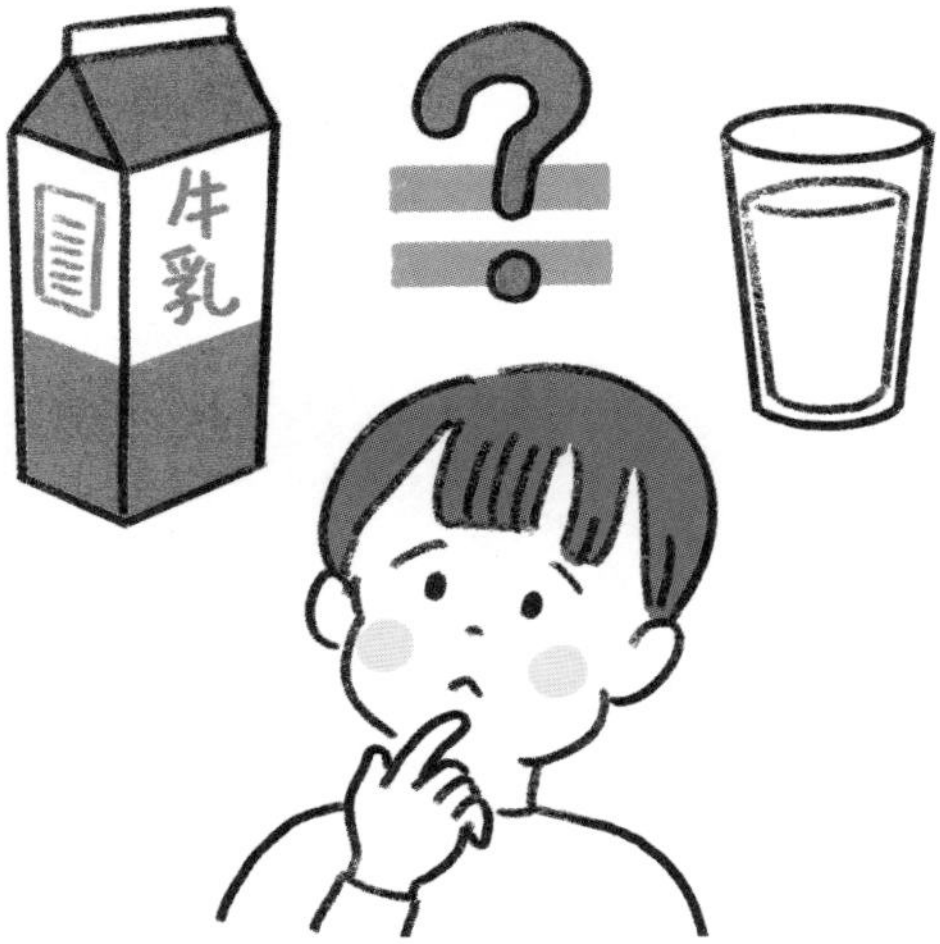

パックに入った牛乳とコップの牛乳が同じだと思わない子も多い

こうした取り組みをつづけて約1年後、とうとうその子は、自分から牛乳に口をつけることができました。その際に、先生からいただいたメッセージを紹介します。

〝これまで100％の牛乳にはほぼ口をつけることはなく、自分でコップに注いで揺らして遊ぶくらいのことはありました。しかし、今日は100％の牛乳にも口をつけました！「飲めたね！ 知ってる味だったね！ いつも飲んでる牛乳と同じだよ～大丈夫だよ」と伝えるともうひと口！ 3回くらい口につけてくれました。すごいです!! これが「飲めるって覚える」ってことかー！ 少しずつ口にする量が増えていってくれたらいいなと思います。〟

今回の例では、好きな飲み物であるカルピスに少しずつ牛乳を足していきましたが、どんな飲み物であっても、基本的には同じような考え方で「好きな感覚」からだんだん受け入れられる感覚を広げていくことが大切です。

CASE 3 手作りのものを食べない

「スーパーのお惣菜のコロッケは食べるのに、私の作ったコロッケは食べないので落ち込みます」という悩みはよく聞きます。

「ヨーグルトやお菓子など、同じメーカーのコレしか食べない」「あそこのお店のお味噌汁だけは飲むのに、それ以外は飲まない」などの悩みにも、これからお伝えする解決策が応用できます。

Aさんが作った料理（例：コロッケ、お味噌汁）と、Bさんが作った同じ料理（例：コロッケ、お味噌汁）、あるいは、A社のヨーグルトと、B社の同じようなヨーグルトは、大人にとっては同じコロッケ、お味噌汁、ヨーグルトに思えるかもしれません。

しかし、**子どもにとっては「味覚、食感、風味、見た目」などの点から、「全くの別物」に感じられていることもあります。**

特に感覚が過敏な子は、大人ではわからない本当に小さな違いも察知します。

お惣菜やインスタント食品は、ご家庭の料理よりも塩味が濃く、味が常に一定です。濃い味が子どもの好みに合っていたり、「いつもと味が違う!」ということも起きにくいので、子どもが安心して口をつけられる可能性が高いでしょう。

このように「味覚、食感、風味、見た目の微妙な違いで食べられなくなる」という場合は、今の感覚に合うものを提供していきながら、少しずつグラデーション状に食べられるものを広げていきましょう。

たとえば、食べられるお惣菜のコロッケと食べられない手作りのコロッケで、食感の違いがあるのなら、お惣菜の食感を意識して調理するのです。

お惣菜のコロッケに味の濃さを近づける、温度を近づける、油っぽさを近づける……と、少し意識して調理してみます。そこからだんだん、受け入れられる感覚を広げていくのです。

お惣菜のコロッケのように味を濃くしたのであれば、少しずつ味付けを薄くしていく……というイメージです。お店の味を再現しなくてもよいですが、少し意識して調理法を変えてみましょう。

また、CASE2の中で「コップに入った牛乳は飲めるけど、パックから出てきた牛乳は飲めない子がいる」という話をしました。これは牛乳に限らず、よくあります。

今回の場合であれば、「お惣菜のパックに入っているものなら食べられる」とか「A社のヨーグルト容器に入っているものなら食べられる」というように〝見た目〟で覚えていて、それ以外のものは食べられない子がいるのです。

提供の仕方で食の広がりは変わる

第2章でも少し触れましたが、偏食改善では

① 子どもが口をつける（口に運ぶ）ための工夫 ↓ 主に見た目

② 子どもが「食べられると覚える」ための工夫 ↓ 主に味や食感など

を両立するのが重要です。

つまり、「口すらつけてくれない」という場合は①がクリアできていない状態。

「ひと口食べても、ふた口目は食べてくれない」という場合は①はクリアしていて、②がクリアできていない状態です。

そして**「口すらつけてくれない」という場合、食事の提供の仕方が問題で食べないというケースが多々あります。**

たとえば、「お惣菜で買ってきたコロッケを出すときは、お惣菜のパックのまま

で食卓に出しているが、自分で作ったコロッケの場合は、お皿に盛って出している」という場合。この場合、「パックに入ったコロッケはおいしい」「お皿にのったコロッケはおいしくない」と、子どもが〝見た目〟で覚えていることも多いのです。

このような場合の対応法は次の通り。

まず、お惣菜をパックのまま出すのをやめます。

「パックからお皿に移している様子」を子どもに見せてから、食事を提供しましょう。これを何回かくり返すことで、「お皿のコロッケも食べられるものなんだ！」と、子どもは覚えるはずです。このあと、手作りのコロッケにもチャレンジしてほしい場合は、

（1）お皿に盛りつけたお惣菜のコロッケ（子どもが満足しないくらいの少しの量）

（2）お皿に盛りつけた手作りコロッケ

の2パターンを用意して「こっち（2）は、こっち（1）と味が少し違うよ」と、

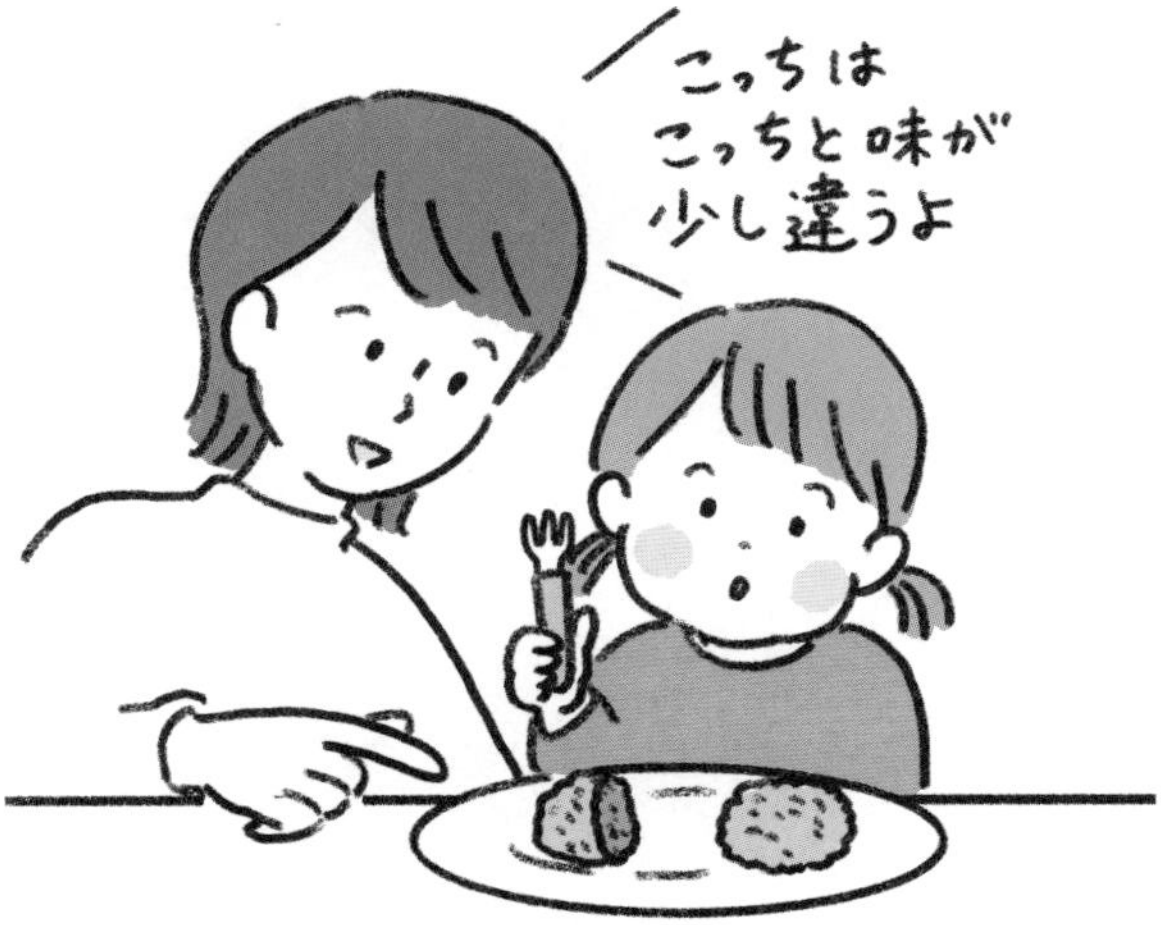

味が違うことなど、事前予告しよう

しっかり事前予告をします。

（1）を食べたあとにお腹が空いていたら、子どもは（2）に自分から手を伸ばすでしょう。

子どもが（2）のコロッケも食べられたら、「お母さん（お父さん）が作ったコロッケも食べられたね！」「いろんなコロッケを食べられるようになったね！」と声がけしてください。「いつものコロッケじゃなくても、僕は（私は）食べられるんだ！」と子どもは自然に学習していきます。

毎日のようにこのような細かい工夫をするのは大変だと思うので、すべてを完璧にやる必要はありません。苦手なものをそのまま食べさせない、量を減らす、好きな感覚から広げるなど、ここでご紹介したことを少し意識するだけで、子どもは変わるはず。できるところから、少しずつやってみてくださいね。

CASE 4 鮭フレークなどがないと、お米が食べられない

お子さんの食事に関するご相談で多いのが、「白米だと食べられず、ほぼ毎食、鮭フレークやふりかけが必要」というものです。

これ自体はそこまで問題ではないと思います。

ただ、白米とふりかけだけで完結し、他のおかずを食べようとしない場合、栄養の偏りが不安な方は多いでしょう。

また給食では、ふりかけや鮭フレークが提供されるわけではありません。給食が不安な親御さんも多いと思いますので、対応策をお伝えします。

こういった場合は、**まず、ご飯にかける鮭フレークやふりかけの量を大人が調整し、少しずつ減らしていきます**。これも半年〜年単位で、だんだん減らしていけばいいので、いきなり減らしすぎないように注意しましょう。

ご飯にかける量が減ることで、少しずつ鮭フレークやふりかけ以外の食卓に並ぶおかずに手を伸ばすことが増えていくはずです。

また、鮭フレークは食べられるのに鮭の切り身は食べられない子も多いので、この場合の対応法もここで一緒にお伝えしましょう。この場合はまず、

（1）鮭フレーク（少なめ）
（2）焼き鮭の切り身をフレーク状にほぐしたもの

をそれぞれ用意します。（1）を食べた子どもが「鮭フレークがもっと欲しい！」と言い出した場合、（2）を与えると、切り身をほぐしたものにも口をつける可能性があります。

こうして次第に（2）が、食べられるようになったら、子どもの目の前で「焼き鮭の切り身をほぐす様子」を見せ、「これとこれが一緒なら、切り身も食べられる

かも？」と覚えてもらうのです。

これをくり返すと、最終的には、元の形（焼き鮭の切り身）も食べられるようになります。

ここまでをまとめると、

（1）時間をかけて鮭フレークの量を少しずつ減らす
（2）鮭フレーク（少なめ）と鮭の切り身をほぐしたものを用意
（3）切り身をほぐしたものに手を伸ばすようになったら、目の前でほぐしている様子を何度も見せる
（4）切り身に興味を持ちはじめ、触ったりする中で、少しずつ食べるように

ということ。

やはりここでも、口をつけることを目指すのではなく、「これも食べられる！」と覚えることが大切です。

鮭フレークから鮭の切り身に移行するまで

①

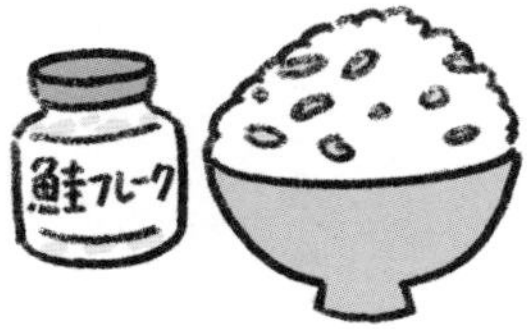

フレークの量を少しずつ減らす

②

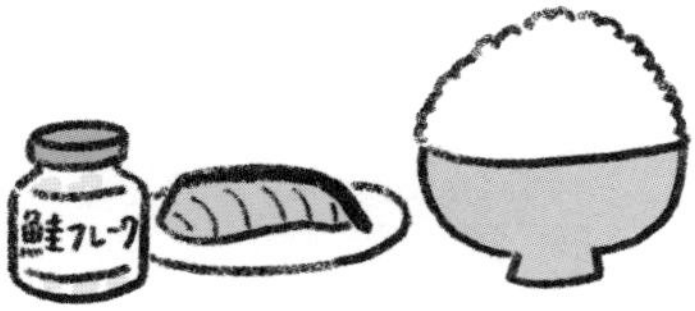

鮭の切り身も用意する

③

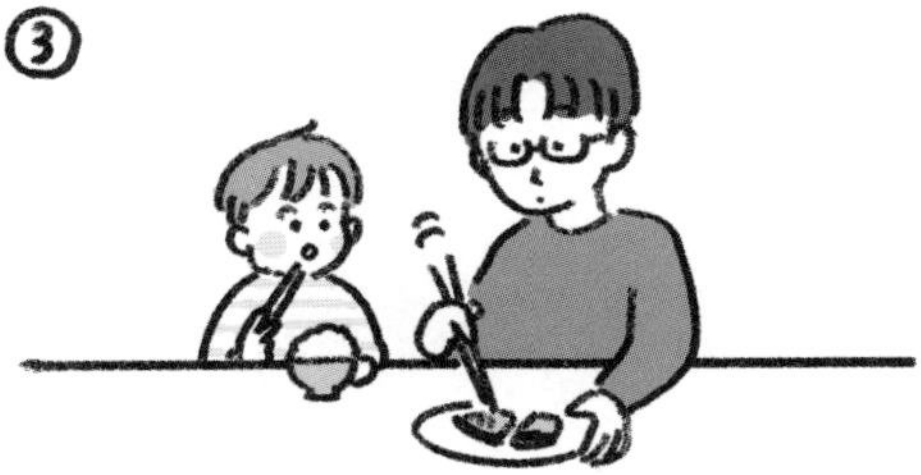

切り身をほぐす様子を見せる

④

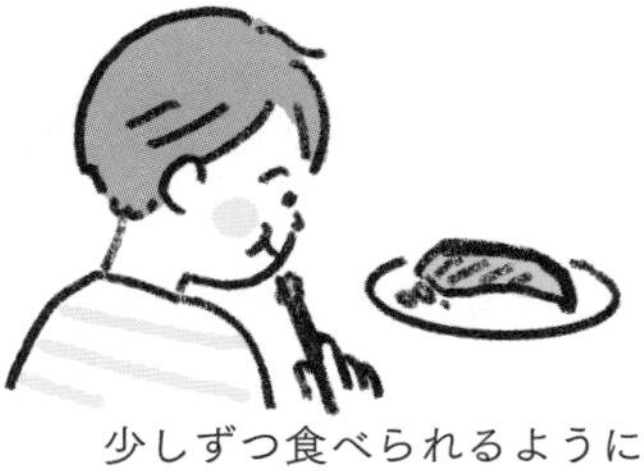

少しずつ食べられるように

CASE 5

調理方法が変わると食べられない

「調理法が変わると、同じ食材でも食べられないんです」というご相談もよく受けます。大人にとっては不思議ですが、子どもにとっては当たり前のことです。調理法が変われば、それらを同じ食材だと認識できない子は少なくありません。

フライドポテトと肉じゃがのじゃがいもは違うものと感じるのはもちろん、同じ鮭でも、切り身状のものと、切り身をほぐしてフレーク状にしたものでは、子どもからすると全く別物に見えています。

もっと極端に言えば、白いお皿に入ったにんじんと、赤いお皿に入ったにんじんですら、違う食べ物に見えているかもしれません。

ですから、形状が変わる様子や、容器へ移す様子をくり返し見せて「同じものなんだ！」と子どもにインプットをしてもらう必要があるのです。

このように、**いつも食べられているものと「同じ」ということがわかれば、それが「安心」につながり、次第に違う調理法のものでも、口をつけられるようになっ**

ていきます。

もちろん、食卓の中で「これとこれって形は違うけど、同じ食べ物なんだよ」など、コミュニケーションを取ることもおすすめの工夫です。

『はじめてのずかん たべもの』（高橋書店）などの本や図鑑を見るのもおすすめ。食べ物にはいろいろな食材が使われていることを視覚的に理解ができるので、こういった本を1冊家に置いておくのもよいでしょう。

CASE 6 苦手なものを食卓に並べると怒る

好きなもの以外を食卓に並べようとすると、強い拒否をするお子さんも一定数います。これまで「苦手なものやはじめてのものでも食卓に並べたほうがいい」とお伝えしてきましたが、このような状態では、なかなかそれすらも難しいでしょう。

こういった場合、**お子さんが匂いなどに敏感なことがあります。**

自分用に用意されていなくても、他の家族の食事が近くにある（食卓に並んでいる）だけで、その匂いで気持ち悪くなってしまい、ひどいとえずいてしまうのです。

ここで優先したいのは「安心できて楽しい食卓」ですから、苦手なものは用意しなくて大丈夫です。

給食などで選択の余地がない場合は、窓を開けて風通しをよくし、匂いがこもらないようにしてもらいましょう。気持ち悪さが軽減されたり、気にならなくなったりします。

給食で困っている場合は、別室で食べさせてもらうなどのお願いをする必要があるかもしれません。

また、嫌な刺激の感じ方は、そのときの感情と深くリンクしているといわれます。つまり、ポジティブなときは「嫌な刺激（苦手な匂いなど）」でもそれが薄れて感じられ、ネガティブなときは強くそれを感じやすいということです。

こういった面からも、やはり「楽しい食事」が大切なことがわかります。

楽しい雰囲気の中、匂いの薄いものから食卓に並べるようにすると、匂いに慣れることもあります。

魚の匂いが苦手、でも汁物は好きな子であれば薄めのだしから。
魚の匂いが苦手、でも揚げ物が好きな子ならちくわを少し揚げてみることから。
このように、子どもの好きなものと関連していて、かつ、匂いの薄いものから食卓に並べていくのもひとつの手です。

◎「食べなきゃいけないルール」は拒否を生む

食べられるもの以外が机に並ぶことを拒否する子は「食卓に並んでいるものは、食べなければいけない」と責められた経験や、毎食のように苦手なものを「食べてみたら？」と言われた経験があることが多いです。

「苦手なものは食べたくない」→「食卓に並んでしまったら食べなくてはならない」→「だったら最初から並べないでほしい」という考えから、強く拒否するのでしょう。

これまでお伝えしてきた通り、子どもが苦手な食べ物をいきなり食べることは稀《まれ》で、少しずつステップアップをして、食は広がっていきます。

子どもが今食べられなかったとしても、「食卓に並べて見せる」「大人が食べているのを見てもらう」というのも、大切なステップの1つなので、無理に食べさせることはしないようにしましょう。もし、子どもが食卓に食べられないものが並んでいることに対して怒る場合は、子どもから離れた場所に食べ物を置くようにします。もちろん、子どもにその食品はすすめないでくださいね。並んでいても無理に食べさせられないとわかると、食卓に苦手なものが並んでいても、だんだん怒らなくなります。

CASE 7 混ざったものが食べられない

「食材同士が混ざると食べられない」という悩みも、よくあります。

実際にはさまざまなケースがあるのですが、イメージを共有するためにわかりやすい例を出すと、

・焼きそばは食べられないのに、麺、にんじん、もやしを単一で焼いたものなら食べられる

・牛丼は食べられないのに、白米を用意した上で、牛肉の煮込みをおかずにしたら食べられる

などです。


こういった場合もまずは理由を把握し、対応します。

このケースの食べられない理由は、感覚的な問題の場合が多いです。

さらに、感覚の中でも①「視覚」による口に入れる以前の問題か、②「食感や味覚」などの口に入れたあとの問題か、子どもによって分かれます。

①の場合は、混ざっている状態がグロテスクに見えたり、気持ち悪さを感じたり、あるいは何の食材なのかがわかりづらく、手をつけにくいと考えられます。
②の場合は、たとえば牛丼だとつゆによって、白米が本来よりもぐちゃっとやわらかくなったりしている……。それが気持ち悪く感じて、食べられないなど、食材によって理由が異なります。

こういった場合も、やはり好きな感覚から食を広げていきましょう。具体的には「混ざったものを分ける」ことをしていきます。混ざっているものが苦手な子の場合は、これをするだけでも食べられるものが増えることが多いです。

ただ、分けてみたけれど「好きなものだけは食べて、苦手なものを食べようとしない」という場合はどうすればいいでしょうか？

私が編集長を務めている、教育者向けの給食指導についてのメディア『きゅうけん』を一緒に制作しており、小学校の給食指導を行っている栄養教諭のめぐ先生が実践しているのは、次の6つのステップです。

①今、食べられていることを認める
②好きなものと苦手なものを分ける
③好きなものを聞いてみる
④一緒に食べる提案をしてみる

⑤食べた感想を聞いてみる
⑥食べられたことを教える

「肉野菜炒めを食べていた子のお皿に、苦手な野菜が多めに残っている」という状況を例として、それぞれ詳しく説明していきますね。

①今、食べられていることを認める
例↓「お肉いっぱい食べられているね！」など声をかける

食べられていない、口をつけられていないものを食べてほしくても、まずは今、食べられているものに目を向けて、声に出して認めるようにしましょう。

②好きなものと苦手なものを分ける
例↓好きなものと苦手なものを目の前で分ける

先ほど説明したように、混ざっていると食べられない場合には、視覚的に整理をすると、心の準備ができることがあります。

③好きなものを聞いてみる

例↓「お肉はおいしい？」などと好きなものについて聞く

社会心理学によると、人には「一度ある態度をとると、一貫性を保ちたがる」という心理があります。そのためまず、好きなものについて「おいしい？」と聞き、「うん」と言ってもらいましょう。このあとの提案に乗ってもらいやすくなるはずです。

④一緒に食べる提案をしてみる

例↓「お肉とキャベツを一緒に食べてみる？」などと提案する

「ひと口食べること」も難しそうだったら、苦手なもの〝ひとかけら〟を、お肉と一緒に食べてみることを提案してみましょう。

⑤食べた感想を聞いてみる

例↓「どんな味がする？」などと感想を聞く

「おいしい！」を引き出す必要はありません。おいしくなかったら「おいしくなかった」などと率直に言える関係性もとても大切です。子どもがどう感じているのかを知ることで、今後のアイデアにもつながります。

⑥食べられたことを教える

例↓「キャベツ食べられたね」などと教えて〝食べられる実感〟を得てもらう

偏食や食わず嫌いを改善するために大切なことは「僕（私）はこれを食べられるんだ」という実感を得たり、覚えたり（自覚できたり）することです。しっかりと言葉に出して教えることで、その実感を持ちやすくなります。

CASE 8 お弁当に何を入れたらいいか、わからない

子どもが「ただいまー！」と帰ってきて、お弁当箱を出し、それが空っぽだったらうれしいですよね。

ただでさえ、毎日のお弁当作りは大変ですが、そこに子どもの偏食が重なると、かなりの苦労になると思います。実際、そのような声を相談の中でよく聞いてきま

した。

「お弁当の中で食べられるものを広げられたらいいな」と思う親御さんが多い一方で、〝チャレンジメニュー〟を入れた結果、残食が多いとだんだん作るのも嫌になっていきますよね。

結論からお伝えすると、お弁当では食を広げることよりも、お子さんがお弁当を楽しめることを優先したほうがよいでしょう。

偏食の子のお弁当において、大切なポイントを3つお伝えしますね。

1．好きなもの多めでOK

第2章の「時間と量」のところで「好きなもの：普通（食べたことがある）：嫌い（苦手・はじめて）＝3：5：2くらいの量で、食事を提供しましょう」と、お話しししました。

ただ、お弁当であれば、この法則は無視してOK。

お弁当は好きなものが多めのほうがよいでしょう。

なぜなら、お弁当は〝できたて〟で食べるわけではないので、好きなものでも、味、食感、温感、匂いなどが食べるときには変化しています。このため、おいしいと感じにくくなる場合が多いのです。感覚が敏感な子の場合は特にその傾向が強いでしょう。

好きなものですらそうですから、それ以外のものはよりおいしく感じにくいもの。「おいしくなかった」という嫌な記憶が生まれると、次の機会に「食べるのが怖いなぁ」などと、「食べたくない気持ち」につながることがあります。

また、お弁当で〝チャレンジメニュー〟が多くてあまり食べられず、夕ご飯までにお腹が空いて間食が多くなってしまうことも避けたいものです。

基本的には好きなもの多めでよいのですが、チャレンジ食材を子ども好みの調理法で調理し、メインの弁当箱とは別の小さな弁当箱に入れて持たせる方法もあります。もし持たせるときは、「食べてくれたらうれしいなぁ」ぐらいの思いで過度に期待しないこと。もしも、ひと口でも食べてくれたら、うれしい気持ちを伝えてみましょう。

2. 混ざらないように気をつける

1つのお弁当箱の中で、おかず同士が混ざらないよう注意してお弁当を詰めましょう。

お弁当箱の中でおかずが混ざると、本来の見た目や味ではなくなり、食べられなくなるという話もよく聞きます。

仕切りやアルミケースなどを活用し、おかず同士が混ざらないように、また、汁漏れしないように工夫することも、大事です。

おかずの匂いが混ざるのが気持ち悪いという子もいます。

そういった場合は、**1つのお弁当箱ではなく、小さいタッパーにおかずを分けて持たせると、食べられることもあるので試してみてください。**

3．食べられないときの声かけを共有する

園や学校でお弁当を食べるとき、子どもにかける声を先生と共有できるとベストです。

お弁当の進みが遅い子に、先生が「ひと口、食べてみたら？」などと、食べることを促す声かけをすると、それがプレッシャーになることもあります。

「お弁当が残っていても、無理に食べさせようとしなくて大丈夫ですよ」

「家ではひと口食べてみたら？ではなくペロッとだけしてみたら？と言うと、口をつけることが多いので、そのような声かけにしていただけると助かります」

など、事前に声かけや対応法を、親と先生で共有しておくと、子どもも安心して食事に向き合えますし、先生も助かるでしょう。

このような先生への伝え方については、第4章で詳しく解説しますので、そちらも参考にしてください。

CASE 9

食べられるものが少なく、栄養が心配

ここまで偏食になる原因やケース別での対応をお伝えしてきましたが、最後に「栄養面の心配を解消する」ために、もう少し具体的なことをお伝えします。

まず、よく相談会などで聞かれる「偏食で栄養面が心配だけど、どの栄養素を優先してとればいいのでしょうか？」というご質問について、お答えします。

優先してとりいれたい栄養素の順位は次の通りです。

優先順位①　筋肉・骨・血液・内臓などを作り、体の熱やエネルギーになるもの（炭水化物・脂質・一部たんぱく質）

優先順位②　筋肉や神経の伝達に関わり、骨や歯を作るもの（たんぱく質、カルシウムなどのミネラル）

優先順位③　体の調子を整えるもの（ミネラル、ビタミン）

成長曲線と照らし合わせたときに、身長に比べて体重が低いなどの場合は①の栄養素がとれていない可能性がありますが、偏食の子の場合だと、炭水化物は好んで食べることが比較的多いので、多くの場合は②や③の栄養を補うことを考えることになるでしょう。

栄養補助食品は使ってもいいの？

栄養を補うというと、「栄養補助食品」のことが頭に浮かんだ方もいらっしゃるかもしれませんね。相談会でも、「栄養補助食品やサプリは使ってもいいのでしょうか？」という質問もよくいただきます。

以前は「子どもに、栄養補助食品を与えるのはあまりよくないのでは？」という社会通念があったように個人的には感じていましたが、最近ではより柔軟に考えられるようになってきていて、子ども用に開発された栄養補助食品も少しずつ増えてきていますね。

私は、なるべく自然由来の食品から栄養素をとれるに越したことはないけれど、うまく活用できるなら使ってもいいのではと思っています。

栄養補助食品を活用することで、実際に栄養が補えるのはもちろん、それによって親御さんが安心できるからです。親御さんが安心できると、食卓も和やかになるでしょう。

ただ、栄養補助食品を使う際には注意したいこともあります。

栄養補助食品を使う際の注意点

栄養補助食品を使うときには、「栄養補助食品に頼りすぎない」よう、注意しましょう。

栄養補助食品からのカロリー摂取がメインになることで、偏食が悪化することもあります。栄養強化した飲み物やゼリー、プロテインなどを飲み続け、それが食事のメインとなり、噛むものを食べなくなったなどの事例もあるのです。

困ったときに活用するのはよいのですが、摂取量には気をつけてくださいね。

また、ある栄養素だけを強化したものを毎日とると、栄養素の過剰摂取になってしまう可能性があります。私たちも毎日、同じ食べ物ばかり食べているわけではなく、さまざまなものを口にしていますよね。食材の組み合わせでも摂取できる栄養素は違ってきます。

そのため、栄養補助食品を活用する際には、特定の栄養素だけ摂取できる食品よりは、いろいろなビタミン、ミネラル類が入ったものを少量とるのをおすすめします。カロリーがないようなもの、たとえば、小児用の錠剤や炊飯時にお米に混ぜるだけで栄養バランスを整えられるものなど、味のないもののほうが量の調整がしやすいです。

もし、その他の栄養補助食品（ドリンクタイプのものやゼリータイプのものなど）を使う場合でも、

・複数の食品を同時に利用しない
・目安の容量を守る
・「子ども用」と明記されているものを使う

など、基本的なことは守って使用したほうがよいでしょう。

栄養がとれているか不安なときには

もし、普段の食事において、子どもが栄養素をどれくらいとれているか確認したい場合、一般的には食事記録をとって栄養計算をすることが必要ですが、最近では「食事管理アプリ」がたくさんあります。

食べたものと量を記入するだけで、自動計算で栄養素の量を確認できたり、中には食事の写真をスマホカメラで撮るだけでＡＩが解析してくれるものもあります。多少の誤差はあるかもしれませんが、そういったものを活用するとラクに栄養管理ができるかもしれません。

ただ、栄養管理に目を向けすぎて、不安になってしまうと楽しい食事ができなくなるので本末転倒です。その点だけは、気をつけてくださいね。

あまりにも食べられる食材が少ない場合は、医師や栄養士など専門家に相談しましょう。

第4章

親と先生のスムーズな連携が、給食の時間を変える

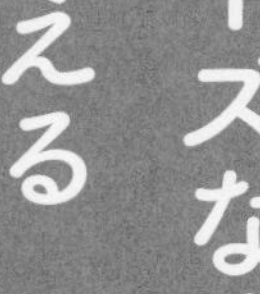

【親向け】学校・園の「給食指導」の現状を知ろう

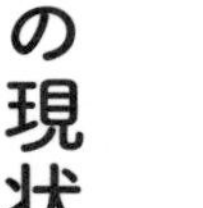

第4章では、偏食に悩む子の親御さんが、おそらく一番不安に感じるであろう「給食」について取り上げていきます。

やはり、私のもとに寄せられるご相談でも「給食が始まる前に少しでも偏食を改善したい」というものが多いですし、小学校の入学説明会のときに「好き嫌いをなるべくなくしてきてくださいね」と言われて、とても不安になったという話をよく聞きます。

私は全国の教育関係者の方向けに「食べない子への対応」についての研修会を行っています。その中で感じるのは、**近年、特に小学校の給食で「無理に食べさせないこと」が、先生たちの中でも大切にされているということです。**

昔はよくあった〝居残り給食〟のような指導で、子どもが精神的に苦痛を感じると、それは体罰に該当する可能性があるため、そういった指導に先生方は慎重になっています。また、苦手な食べ物は事前に減らせるようになっていて、子どもに無理をさせない指導が学校でも広がってきているのです。

ただ、本書でお伝えしたような「どうして食べられないのか（理由）」「どうすれば食べられるようになるのか（対応）」については、わからない先生がほとんどです。このあたりのことは序章でもお伝えしましたね。

先生としても、教職課程などで偏食について学ぶ機会があったわけではないので、仕方がないでしょう。

【親向け】偏食について話すときに大事な5つのポイント

わが子が偏食で、給食の時間が不安な場合は、まずクラス担任の先生に相談してみましょう。

相談のタイミングとしては、小・中学校であれば、新年度の「家庭調査票」を記入する際や面談時。保育園や幼稚園であれば、日頃の「連絡帳」でのやりとりや送迎時など、先生とコミュニケーションを取れる機会がよいでしょう。対応を急ぐ必要がある出来事があれば、電話しても構わないと思います。

先生と話す際には、次の5つのポイントを踏まえると、話がスムーズに伝わりやすいので参考にしてみてください。

1. 食べられない理由を伝える
2. 家庭でしている工夫を伝える
3. 本人の気持ちを伝える
4. これまでの経験や体験を伝える
5. お願いではなくお助け情報として伝える

それぞれについて、詳しく見ていきましょう。

1. 食べられない理由を伝える

食べないことが、子どものワガママと誤認されないよう偏食の理由をしっかり伝えます。こうすることで、先生も「その子の偏食」について理解しやすくなります。

●元々体が小さくて、そもそも食べられる量が少ない
●口腔機能がまだ未発達で、咀嚼や嚥下が難しく、苦手な食材がある
●受けつけられない感覚が多い

など具体的な理由を伝えてください。

2. 家庭でしている工夫を伝える

家庭でどんな工夫をしているかを伝えると、決して子どもの偏食を放置しているわけではないこと、学校に任せたいわけではないことが伝わります。

●苦手なものでも食卓に並べるようにしている
●間食の食べすぎに注意している
●食べるために、調理の工夫をしている

など、ここも具体的に話しましょう。

もし、工夫の結果、お子さんの食が少しずつ広がっていれば「その結果、家では少しずつ食べられるものが増えている」など、現状も伝えるとよいでしょう。

3．本人の気持ちを伝える

食べられるものが少ない子の気持ちは、なかなか先生にはわからないものです。ですから、たとえば「食べなさい！と言われると、それをプレッシャーに感じ、食欲がなくなるようです」など、お子さんが言っていたこと、感じていることを伝えるのもおすすめです。

4．これまでの経験や体験を伝える

3と似ているのですが、「完食を重視する先生のもとでは給食が食べられないことが多く、食べられなくても大丈夫という雰囲気だと、むしろしっかり食べられました」など、これまでの経験を伝えると、より説得力が増します。

5．お願いではなくお助け情報として伝える

親御さんはすでにご存じだと思いますが、先生にはさまざまな業務があり、給食対応だけに力を入れられるわけではありません。

保護者から「こうしてください！」「ああしてください！」と依頼ばかりされても、困ってしまう先生も多いでしょう。

ですから、「こうすると指導のお助けになると思うので伝えました」というニュアンスで話すほうが、先生にも伝えたいことがより伝わると思います。

子どもの成長を願う気持ちは親も、先生も同じはず。ここでも、**「VS」の構図になるのではなく、同じゴールを目指すチームとして会話ができるといいですね。**

以上、5つのポイントを全て詰め込むのは難しいかもしれませんが、先生に説明する際の参考にしてみてください。

食べられるものが極端に少ないと、先生から「給食が食べられないので、体力面で心配。長時間預かれない」「勉強に差し支えがあるので、対策を講じたい」などと言われることもあります。こういった場合は、子どもが食べられるものを持参してもいいかを、園や学校に相談しましょう。持参する食品・家庭での食事で少しずつ食を広げ、最終的に給食を食べられるようになることを目指します。

資料があると伝わりやすい

先生に情報を伝える際は、口頭説明だけよりも、資料やお手紙など形に残ったり、読み返せるものを用いるのがおすすめです。

先ほどの5つのポイントを、お手紙1枚くらいにまとめて、紙で渡すのもよいでしょう。

私が代表を務める株式会社日本教育資料で作成している『きゅうけん』という、先生向けの給食指導についてのWEBメディアでは、子どもの食についての情報をイラスト付きの1枚の資料で毎月無料公開しています。

その中に、偏食・食べられないことについても、理由別でわかりやすく解説していますので、そちらを印刷して持っていくのも非常におすすめです。237ページにQRコード・URLを掲載したので参考にしてみてくださいね。

【親向け】担任の先生の協力が得られないとき、すべきこと

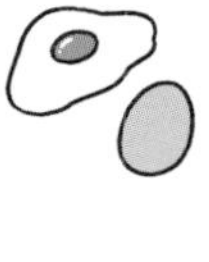

ここまで「担任の先生向け」という前提で、伝え方の5つのポイントや注意点をお伝えしてきました。基本的にはこの方法で話せば、配慮してくれることがほとんどです。

一方、ごく稀に給食指導に対してこだわりの強い先生もいます。また、完食とまではいかなくとも「苦手なものでもひと口は食べること」などをルールにし、それがよいことだと思って指導されている先生もいるでしょう。

ですから**念のため「クラス担任の先生と対立してしまい、なかなかスムーズに連携できない」という場合の対策もお伝えします。**

結論からお伝えすると、担任以外の先生（たとえば栄養教諭や養護教諭）や、役

職が上の先生（園長先生、あるいは教頭先生、校長先生）に相談するのがおすすめです。担任以外の先生から担任の先生に「給食指導の方針を変えたほうがよいこと」を伝えてもらうことで、悩みが解決することもあります。

このときも、先ほどの5つのポイントを踏まえて話しましょう。

もし、子どもが強い苦痛を感じているにもかかわらず、先生方の対応に変化がなかったり、「たかが給食で……」といった対応の温度差を感じたら、『食に関する指導の手引―第二次改訂版―』（文部科学省）第6章第1節第3項の「指導上の留意点」の部分を一緒に確認してもらってください（次に引用しています）。

食の問題は子どもにとって重大な問題であるとわかってもらえる可能性が高くなります。

3．指導上の留意点

個別的な相談指導を行うに当たって、次の点に注意が必要です。

① 対象児童生徒の過大な重荷にならないようにすること。

②対象児童生徒以外からのいじめのきっかけになったりしないように、対象児童生徒の周囲の実態を踏まえた指導を行うこと。
③指導者として、高い倫理観とスキルをもって指導を行うこと。
④指導上得られた個人情報の保護を徹底すること。
⑤指導者側のプライバシーや個人情報の提供についても、十分注意して指導を行うこと。
⑥保護者を始め関係者の理解を得て、密に連携を取りながら指導を進めること。
⑦成果にとらわれ、対象児童生徒に過度なプレッシャーをかけないこと。
⑧確実に行動変容を促すことができるよう計画的に指導すること。
⑨安易な計画での指導は、心身の発育に支障をきたす重大な事態になる可能性があることを認識すること。

〈『食に関する指導の手引―第二次改訂版―』（文部科学省）より引用〉

【親向け】友達から「どうして食べないの？」と言われたら

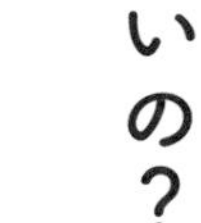

給食時に食べられるものが少ない子は、周りの友達から「どうして食べないの？」などと、言われることがあります。そして、それを苦痛に感じる子も多いのです。

「いろいろ言われるのが嫌だから、みんなと一緒に給食を食べたくない」↓「給食が嫌」↓「給食の時間がつらいから学校に行きたくない」

と、給食が不登校のきっかけになることも。

ただ、これまでの経験上、「食べられない理由」を子ども自身がしっかり友達に伝えると、ほとんどのケースでそれ以上何も言われなくなります。

こうなれば、子どもは安心して給食に臨めるはず。だからこそ、このような相談を受けたとき私は、「食べられない理由をちゃんと、お友達に伝えてくださいね」と、お話ししています。

とはいえ、自分が給食を食べられない理由を言葉にして伝えるのは、子どもにとっては難しいことでしょう。そんなときに私がおすすめしているのは、**まずは親御さんと〝ロープレ〟をして、お家で伝える練習することです。**

具体的には、お母さん・お父さんがお友達役となり、「どうして食べないの？」とお子さんに聞く。そして子どもが答える、という練習です。

最初からお子さんが上手に答えるのは難しいと思いますので、その場合は、最初にお子さんがお友達役、お母さん・お父さんがお子さん役となって、手本を見せてあげてください。

「給食だと緊張して、いっぱい食べられないんだ。心配してくれてありがとう」

「上手に噛む練習中で、早く食べられないんだよね」

「苦手なものが多くて、食べられないんだよね」

など、お子さんが食べられない理由を率直に言えれば、大丈夫です。

うまく言えるか不安な場合は、何度かくり返し練習してみましょう。

【親向け】給食が楽しみになる「献立表の使い方」

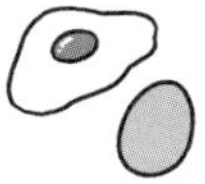

苦手なものが多いと、なかなか給食を「楽しみ」とは思えないかもしれません。そんな中で、お子さんに少しでも給食を「楽しみ」にしてもらうには、どうすればいいでしょうか。

私は、少しでも食べられたら、それを子どもと一緒に喜ぶのがよいと思います。**おすすめの方法は「給食の献立表に丸をつける」こと**。これは以前、私が偏食の子を持つお母さんに教わった方法です。

そのお母さんの場合、偏食の娘さんに給食の様子を聞き、献立表の中の「食べられたもの、おいしかったもの」に◯をつけていったそうです。

この様子を見た娘さんが、「自分でやりたい！」と言い、献立表に自分で丸をつけるようになったと言います。

「最初はご飯（白米）と牛乳しか丸がつかなかった」とのことですが、毎日続けることで、だんだんと丸がつくものが増えていき、「これは、おかわりできたよ！」と教えてくれるようにもなったそうです。

似たような取り組みに「完食できたらシールをプレゼント！」というものもありますが、こちらはあまりおすすめできません。裏を返せば「完食できなかったらシールが貰えない」ということになり、この取り組みだと、自己肯定感が下がることも考えられるからです。

「食べられたもの、おいしかったものに丸をつける」のなら、毎日最低でも1つは丸をつけられるはずです。保護者の方やお子さんにとっても、毎日続けられる簡単な取り組みというのもいいですよね。

シールを使うのであれば「食べられた食材のシールをプレゼント」はどうでしょうか。給食の場面だけに限らずできて、よい取り組みです。ポケモン図鑑を埋めていくときのように、まだ見ぬキャラクターを集めるような感覚で、楽しく取り組んでくれるかもしれません。

◎「食べられたこと」を大人も一緒に喜ぼう

食の広がりを子どもと一緒になって大人が喜ぶのは、偏食改善にとってとても大切です。

人は自分が意識していることに、自然と目がいくようになります。新しい靴を買ったばかりの人は、道を歩いている人の靴が気になるものですし、「車を買い替えようかな」と思っている人は、街を走っている車が気になるのです。

これは食を広げるときでも一緒です。子どもが「ひと口だけ食べた」というときでも、「なんで全部食べないの！」「まだこんなに残っているよ」ではなく、「口をつけられたね！」と伝えたほうがいいのです。そうすることで、「食べられた！」「食べられるんだ！」ということに目が向き、自信を持てるようになるし、さらにもっと挑戦してみようという気持ちにもなるので、結果的に食が広がりやすくなります。「今日は、給食食べられた？」という質問が、子どものプレッシャーになってはいけませんが、もし「よさそうだな」「うちの子に合いそうだな」と感じた場合は、ぜひ取り組んでみてください。

【先生向け】園や学校で、偏食改善のためにできること

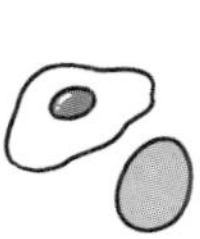

本章の最後に、学校・園の先生向けに、偏食の子との向き合い方について書いていきます。保護者の方にとっても、参考になる話があると思うので、ぜひ読んでみてください。

給食のときに、偏食の子への指導法に悩むことは多いでしょう。学校の先生向けの研修会でも、要望されることが多いテーマは「偏食・好き嫌いが多い子への指導」です。

まず、**給食で対応できることには、限界があると認識しましょう。**

ここまでくり返し、「食べられない子には理由があり、その理由に対応するのが

大切」とお伝えしてきました。**偏食改善には「その子に合わせた個別対応」が必要です。**給食ではなかなか個別対応はできません。

ただ、個別対応が難しいとはいえ、給食の場でも偏食改善のためにできることはあります。それは**「子どもたちが、楽しく給食の時間を過ごせるようにサポートすること」**だと、私は考えています。

楽しいの土台には「安心」が必要。子どもが安心して給食を食べられるように、声がけや環境づくりの工夫などを行ってみましょう。

給食が食べられない子にどう対応する？

もし、給食が食べられない子がいたら、まずはその理由を把握します。

本書でここまでにお伝えしたような、感覚的なものなのか、機能的なものなのか、知らない・見慣れていないからなのかという視点に加え**「精神的に給食が嫌になっていないか」というところもチェックしてください。**

精神的なことが理由で食べられないときは、次のような「サイン」が見受けられます。

●口に溜め込む（ずっとモグモグしている）

食べることに対する不安や緊張感が高いと嚥下機能が低下し、ずっとモグモグして口に溜め込むことが多くなります。

●水分をよくとる

食べることに対する不安や緊張感が高いと嚥下機能が低下し、食べ物を流し込もうとすることで水分をとる回数が増えることがあります。

●ゲップやオナラをする

呑気症《どんきしょう》（空気嚥下症）といって、緊張などによって無意識に空気を吸い込む量が増えると、ゲップやオナラの回数が多くなることがあります。

●口数が減る

普段はよく会話をする子にもかかわらず、給食の時間の際に極端に口数が減る場合、緊張しているのかもしれません。

●無表情になる

普段は表情が豊かなのにもかかわらず、給食の時間のときだけ無表情になるのは緊張のサインです。

子どもの食べられない理由が、感覚的なもの、機能的なものであれば、保護者と相談して対応する必要があります。これらの理由に対して、給食だけで改善を促すのは難しいからです。

しかし、「精神的に給食が嫌」という理由で食べられないのであれば、先生にもできることはあります。次から3ステップで紹介していきますね。

【先生向け】給食が嫌な子と向き合うための3ステップ

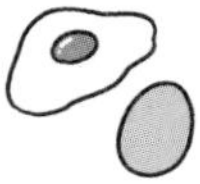

精神的に給食が嫌になってしまっている子には、次の3ステップで向き合いましょう。

ステップ1．子どもの気持ちを認める

子どもの話を目を見てしっかり聞き、不安な気持ちを認めましょう。

大人の価値観からくる「こうしたほうがよいのでは？（例：ひと口くらい食べたらいいのに……など）」をいったん置いて、子どもの素直な気持ちを受け入れることが大切です。

ステップ2．食べられない理由を聞いてみよう

コミュニケーションが可能な年齢であれば、本人に食べられない理由を聞いてみます。

こういったコミュニケーションを取ることで「先生が寄り添ってくれている」ということが子どもに伝わり、安心して給食の時間を迎えられるようになるはずです。

ステップ3．どうしたいかを本人と決め、対応する

「給食が嫌」だとしても、そこからどうしたいのかも、その子によって違います。ですから、今後どうしていきたいかを大人が決めるのではなく、子ども主導で一緒に考えながら決めていくことが大切です。

次のような質問をしながら、決め、1つずつ対応していきましょう。

「そもそも、保育園・学校には来たい？」

↓驚かれるかもしれませんが、ここから聞いてみることが大切です。大人には思

いも寄らない問題が給食に関連していることや、給食を食べられない意外な理由がわかるかもしれません。

「教室ではなく、別室だったら食べられる？」

↓教室でクラスメイトや担任の先生が一緒だと食べられないけれど、別の空き教室や保健室などだったら比較的安心して食べられる場合もあります。

「給食ではなく、お弁当だったら食べられる？」

↓給食は食べられないけれども、お家から持ってきたお弁当だったら食べられる場合があります。

「教室で食べないことをクラスメイトにどう伝える？」

↓たとえば教室を離れて別室で食べることにした場合など、それをどのように周りのクラスメイトに伝えるかは大切な問題です。その子はどうしたいのか、気持ちを確認してみましょう。

「それを自分で伝える？　先生が伝える？」

↓自分でクラスメイトに伝えたいか、先生が伝えたほうが安心するか、どちらがよいのかを確認することも大切です。

もちろん、毎日忙しい中で、給食のことばかり考えるわけにはいかないと思います。ですから、すべてを完璧にやろうとせず、できる部分からやってみることが大切です。

また、１人で対応に困ったら園や学校にいる栄養士（栄養教諭）に相談してみましょう。１人で抱え込まないよう、気をつけてくださいね。

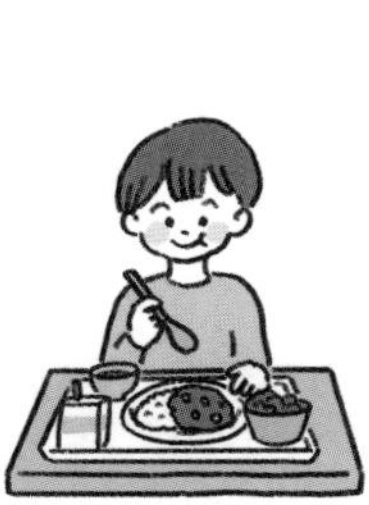

【先生向け】すれ違いなく、保護者の要望に応えるために

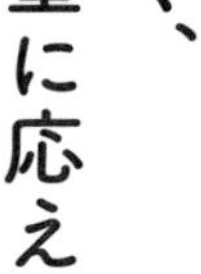

近年、小学校以上の給食においても「個別的な相談指導」を求められる背景もあり、保護者から学校・園側への「給食についての要望」は多くなっているようです。

相談をされる保護者の中には、給食への不安が大きい方もいます。私のところにも**「一生懸命話したのに、担任の先生に親身に話を聞いてもらえなかった……」**と、相談に来られる方も少なくありません。

大事な子どものことなので、親御さんが心配になるのは当然、熱が入るのも当然です。でも、先生方も膨大な量の仕事を抱える中で、ひとりの児童の給食のことだけ考えるわけにはいかないですよね。

私は親御さんとも、学校や園の先生方ともお話をする機会があるので、両者の立場や気持ち、どちらも知ることができたと思っています。

こういった点から、保護者と先生のすれ違いをなくすため、また、限られた時間の中で要望を効率よく話し合うために、大切なことを2つお伝えします。

保護者の方との面談などの参考になれば幸いです。

1．なぜその要望が出ているのか、背景を捉える

たとえば、「給食の量を減らしてほしい」という要望が保護者からあったとします。

その場合、なぜそのような要望が出ているのかを考えたり、聞いてみたりしましょう。

仮に「給食を完食しなければいけないことが、子どものプレッシャーになっている」という背景が見えてきたら、やるべきなのは「給食を減らすこと」ではなく、完食へのプレッシャーを取り除くことです。

たとえば、「無理に食べなくても大丈夫だからね」などと、ひと言伝えるほうが

子どもにとってはよいわけです。
実際「給食を減らしたとしても、その分は完食しなければならない」という指導を苦痛に感じている子どもも多くいます。要望の背景を捉えた上で、最善の方法をとれるとよいでしょう。

2. 園や学校でできること、家庭でできることを分ける

園や学校の方針にもよりますが、要望が多すぎると、給食では対応できないはずです。そういった場合は、**「ここまでは保育園（あるいは学校）でできるが、ここからは家庭でしかできない」と、できること・できないことを明確に分けて保護者に伝えましょう。**

保護者の方の中には、先生の忙しさや、給食での個別対応の限界をあまり知らない方もいますので、保護者の方の苦労には共感しつつも「できることとできないこと」については、率直に伝えたほうがいいことがあります。

本書の内容を伝えたり、もし、保護者の方が希望されていたら、本書自体を貸し出すのもよいと思います。また、保護者の方の中には「子どもの偏食はいつかなお

るから大丈夫」と、食べられないことを全く気にしない方もいます。

子どもが給食に対してストレスを感じていないようでしたら、無理に介入しなくてもいいかもしれませんが、給食を食べられないことで子どもが困っている場合は、「情報共有」ということで、親御さんに今のお子さんの状況をお伝えしてもよいでしょう。子どもの中には、家と学校・園で、振る舞いがまったく違う子もいるので、親御さん自身が子どもの偏食の深刻さに気づいていないケースもあります。そのときも、必要があればぜひ本書の内容を伝えてみてください。

毎日さまざまな業務があり忙しい中、給食も個別対応するのは大変だと思います。今日、子どもたちが苦手なものに挑戦できなくても「食べることが楽しい」と感じてくれれば、それで十分、先生方は子どもの食の広がりに貢献しています。あまり気負いすぎず、子どもたちと楽しい時間を過ごしていただければうれしいです。

Column

家庭内で対応に温度差があるときの対処法

母親は子どもの偏食を気にしているけれど、父親は気にしていない……。また、その逆で、父親は子どもの偏食をなおしたいと思っているけれど、母親は気にしていない……。

家庭内でも子どもの偏食対応に温度差があることもあるでしょう。こういった場合、一体どうしたらいいのでしょうか。

状況によっていろいろなやり方があると思いますのが、まずは口頭で話してみます。それでも相手にうまく伝わらない場合は、何か手元に資料を用意して、それを見てもらうことをおすすめしています。

本書を読んでもらうのでもよいと思いますが、1冊の本を読むのが大変な場合は『きゅうけん(月刊給食指導研修資料)』で作成・配布している「偏食」や「食べられない子」についてわかりやすく解説している図解資料がおすすめです。簡潔にまとまっていますし、無料でダウンロード・印刷できますので活用してください。

人によっては、自分なりの食の価値観を持っていることも多いので、こうした客観的な刊行物を使って話すと、お互いの頭も整理しやすく、コミュニケーションも取りやすいのでおすすめです。

第5章

食べられない子と向き合うときに大事なこと

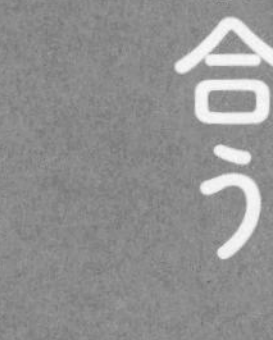

「自分を責めない」というルールを持とう

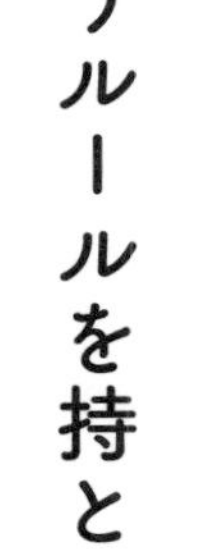

最後の第5章では、偏食の子を育てる親や周りの大人の心の持ち方について、大切なことをお伝えします。

子どもが安心できる食卓、楽しい食卓が偏食改善には欠かせません。そんな食卓実現のためには、この章でお伝えすることがとても重要になってくるはずです。

これまで本書を通して、偏食になる本当の理由、対応、ケース別の解決策や給食対策についてお伝えしてきました。

本書の前半で「食べられないのは、子どもの甘えやワガママでもなければ、育て方のせいでもない」というお話をしましたが、親御さんの中にはまだ、「あのときこうしておけば……」「やっぱり私が悪かったのでは……」と、落ち込んでいる方がいるかもしれません。

しかし、やはり保護者の方が原因ではなく、「機能的な問題」「感覚的な問題」が、偏食の原因になっていることが多いです。

「時間や量の問題」も、一見すると保護者の問題に見えますが、先ほどの2つの原因で食べない子に対して「どうにか、食べさせなければ」と工夫をした〝苦肉の策〟の結果の場合がほとんど。親御さんの問題から始まる偏食は、実際のところ1割程度ともいわれています。

ですから、子どもが食べないことで、自分を責めないでください。

子どもが食べないと落ち込むことが多いという親御さんであれば**「何があっても自分を責めない」というマイルールを持ってみてください。**

もちろん、問題を正しく認識することは大切ですし、子どもへの対応を変えることも必要です。でも自分を責める必要はありません。これまで、偏食の子に対してどうすればいいのかを教えてもらう機会がなかったので、適切な対応ができていなかっただけなのですから。

私のところに相談にいらっしゃる方の中には、「自分を責める↓落ち込む↓子どもが食べるかどうかがますます気になる↓すぐには食べないからまた落ち込む……」という負のスパイラルにはまっている方も少なくありません。

このスパイラルにはまらないためにも、「自分を責めない」というルールを持つことも、子どもの食を広げるのには大切です。

周りから責められたときの切り抜け方

「自分を責めない」というマイルールを持てても、もしかしたら家族、親戚、知人などから、子どもの偏食を「あなたの責任」と言われ、責められることがあるかもしれません。

実際、保護者の方からの相談の中でよく聞くのが「おじいちゃん、おばあちゃんの家に行くと、子どもに〝もっと食べろ〟と言うので嫌だ」「子どもが食べられるものが少ないことで、親の自分が責められる」という話です。

そんなときのおすすめの対応方法は

①話す　②かわす　③離れる

という3つ。関係性、自分や相手の状態によってどの対応をとったらよいかは変わります。詳しくお伝えしていきますね。

①話す

周りの大人に何か言われたら、本書の内容を参考に**「子どもが食べられないのは〝ワガママ〟や〝甘え〟ではなく理由があり、適切な対応法を少しずつ実践している」**ことを伝えましょう。

どんな対応をしているか、具体的に話してもいいかもしれません。

また、「間食を控えさせているので、おやつはあげないでほしい」「やみくもに食べろと言わないでほしい」など、しないでほしいことを具体的にお伝えするのもひとつの方法です。本書をそのままお渡しするのも、役立つかもしれません。

②かわす

話しても伝わらない場合は、相手の言葉を真に受けず、適当な相槌を打つなどをして、やり過ごしたり、かわすようにしましょう。

自分と相手の間に「水族館にある水槽の分厚いガラス」があるとイメージしながら話を聞くと、相手の言葉を真に受けずに済むのでおすすめです。

③離れる

普段子どもに必死にお菓子を我慢させているのに、おじいちゃん・おばあちゃんが、勝手に子どもにお菓子をあげ、日々の努力が台無しになることもあるでしょう。適当に相槌を打って話を聞いていたものの、きついことばかり言われて、うまくかわせない日もあるかもしれません。

話してもかわしてもうまくいかない……。そんな状態に陥り、その相手と関わるのが苦痛になってしまったら、しばらくその人と会わないようにするのも対応のひとつです。親御さんにストレスが溜まると、食卓が楽しいものではなくなってしまいます。一緒に住む家族だと難しいことがありますが、離れられる相手であれば、一定期間距離を置いてみましょう。

自分の気持ちを疲弊させないようにして、対応していってください。

今日食べられなくても、落ち込まない

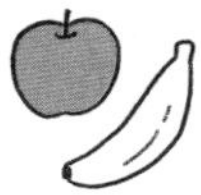

さまざまな対応を試みても、今日からすぐに食べられるとは限りません。

前著『食べない子が変わる魔法の言葉』（辰巳出版）の中でもご紹介したのですが、「食べない子に対するガッカリの公式」というものがあります。

あなたのガッカリ度＝食べてくれるだろうという期待―子どもが実際に食べてくれたかどうか

これを見ると「食べてくれるだろう」という期待を親が持てば持つほど、ガッカリしやすくなることがわかります。

「今日食べてくれるだろう」という期待は持たず、将来的な食の広がりに対して、日々〝投資〟するようなイメージを持ちましょう。

やるべきことをやったら、あとはもう食べてくれることは期待せず、子どもに委ね、自分が楽しく食べることに意識を向けてください。

子どもの状況を把握しよう

やるべきことはやっている。それでも子どもが食べないので不安……。親御さんが特に不安になるのは、食事の量を減らすことで、子どもの食べる全体量が減り、体や成長に何か悪影響がないか……ということではないでしょうか。

そんなときは、第2章の「時間と量の問題」で紹介した基準を思い出しましょう。

【食事を減らすべきでないとき】

①成長曲線と照らし合わせたとき、ここ数カ月間の身長と体重の伸びが極端に悪い

②成長曲線の平均値と照らし合わせたとき、身長に比べて体重の値が極端に低い

③喉につまらせたり、吐いてしまったりしたことで、一時的に食べることが怖い状

推定エネルギー必要量（kcal／日）

性別	男性			女性		
身体活動レベル	I	II	III	I	II	III
0～5（月）	-	550	-	-	500	-
6～8（月）	-	650	-	-	600	-
9～11（月）	-	700	-	-	650	-
1～2（歳）	-	950	-	-	900	-
3～5（歳）	-	1,300	-	-	1,250	-
6～7（歳）	1,350	1,550	1,750	1,250	1,450	1,650
8～9（歳）	1,600	1,850	2,100	1,500	1,700	1,900
10～11（歳）	1,950	2,250	2,500	1,850	2,100	2,350
12～14（歳）	2,300	2,600	2,900	2,150	2,400	2,700

『日本人の食事摂取基準（2020年版）』を元に作成

態になってしまっているでしたね。

また、食に関して詳しく調べていらっしゃる方だと「日本人の食事摂取基準（２０２０年版）」（厚生労働省）の「推定エネルギー必要量」と比較し、子どもの摂取エネルギーが足りないのでは……と思う方もいるかもしれません。

この資料では、たとえば３～５歳の男の子の推定エネルギー必要量は、１３００（kcal／日）と表記があります。ただ、ここで注意したいことがあります。それは**「３～５歳の男の子は１３００kcalを〝毎日とらなければいけない〟」と思うことです。こ**

の認識の仕方は正しくありません。

「食事摂取基準」というと守らなければならない基準に思えますが、英語表記では「Dietary Reference Intakes（DRIs）」。

シンプルに訳すと、

・Dietary ＝食事の
・Reference ＝参照（照らし合わせてみる）
・Intakes ＝摂取

で、あくまで参照にする値なのです。絶対に守るべき基準値というわけではありません。

実際に、日々のエネルギー摂取量がその子の年齢の基準とされている値の7割前後でも、毎日元気に過ごしている子もいます。

また、先ほどの年齢に対する値は「参照体位」を前提としていることも知ってお

参照体位

性別	男性		女性	
年齢等	参照身長（cm）	参照体重（kg）	参照身長（cm）	参照体重（kg）
0～5（月）	61.5	6.3	60.1	5.9
6～11（月）	71.6	8.8	70.2	8.1
6～8（月）	69.8	8.4	68.3	7.8
9～11（月）	73.2	9.1	71.9	8.4
1～2（歳）	85.8	11.5	84.6	11.0
3～5（歳）	103.6	16.5	103.2	16.1
6～7（歳）	119.5	22.2	118.3	21.9
8～9（歳）	130.4	28.0	130.4	27.4
10～11（歳）	142.0	35.6	144.0	36.3
12～14（歳）	160.5	49.0	155.1	47.5

『日本人の食事摂取基準（2020年版）』を元に作成

きたいところです。

参照体位とは、「性および年齢区分ごとに設定された日本人の平均的な体位（身長・体重）」のことです。

先ほど3～5歳の男の子という例を出しましたが、これはより具体的にいえば、103・6cm、16・5kgの男の子の場合となります。

身近な大人の不安を子どもは敏感に察知するものです。**過剰に不安にならなくて大丈夫ですよ。**

知るだけでラクになる！悩みが消えるまでのプロセス

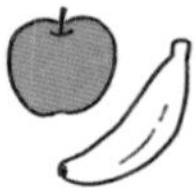

これまで延べ1000名以上の相談に乗る中で、多くの親の悩みは4段階のプロセスを経て解消されることがわかってきました。

1．自分目線
2．子ども中心
3．自己主導
4．相互成長

というプロセスです。今自分がどの段階にいて、次のステップは何なのかを理解すると、心がラクになると思います。

1. 自分目線

一番最初の「自分目線」という段階では、食べない子のことが理解できず「どうしてこんなに頑張って作っているのに、食べてくれないんだろう……」と、悶々と悩みます。

ひどく落ち込んだり、ときに感情的になったりするのですが、人生ではじめて「偏食の子」と向き合うことになるので、こうなってしまうのは無理もありません。

情報を得て時間が経つと、少しずつ子どものことを理解できるようになっていきます。このとき、次の「子ども中心」の段階へと進むのです。

2. 子ども中心

この段階では「偏食の子」のことが、前よりは少し理解できるようになっていきます。**ここで陥りがちなのが「これだったら子どもは食べてくれるのでは？」という思いが心を占めてしまい、自分の成果や価値を「子どもが料理を食べてくれたかどうか」で決めてしまうことです。**

「子どもが自分の料理を食べてくれたかどうか」で自分を判断するようになると、元々、料理を作るのが好きだった人も、作るのが嫌いになってしまったり、子どもと食卓を囲むことがつらくなったりします。

こういった場合に、私がよくお伝えするのは、「今日は、自分が食べたいものを夕飯のメニューにしてください」「自分の作りたい料理を作ってください」ということ。

そうすることで「子どもが食べてくれたかどうか」という執着心から解放され、気持ち的にもラクになり、食事が楽しくなります。

また、217ページの〝食べない子に対するガッカリの公式〟を確認してもらい、親の期待が膨らみすぎていないか、再確認してもらうこと、「(子どもに依存しないことで)自分の幸せを感じられることは何か?」を考えてもらうこともあります。

そうすることで、偏食の子のことばかり考えるという一種の依存状態、もしくは、自分をないがしろにしている状態から、卒業できるのです。

このような段階を経て、次第に「自己主導」段階に進んでいけます。

3. 自己主導

この段階になると、自分自身のことも大切にできるし、子どもに〝食べられないものが多い〟ことも、1つの個性や性質だと思えています。

以前に比べるとだいぶ、感情的に落ち込むことが少なくなっているはずです。そして、仮に子どもが食べなくても、機嫌のよい状態をある程度は自分で保てるようにもなっています。

偏食の子の食事に対して何か工夫をしてみることも、成果を期待せずに淡々とできるようになり、感情的にもあまり消耗しません。

また、子どもが食べなくても、落ち込むのではなく「そうきたか！　じゃあ、次はどうしてみようかな？」と、次の対応のアイデアへ変換できます。

人によっては、食事の場面だけではない、普段の子どもとのやりとりにもよい変化が訪れて、自分自身でもそれを少し感じるようになっていきます。

4. 相互成長

こういった状態が続くと、最後の「相互成長」段階へと進めます。

この段階まで進んだ保護者の方がよく言うのは**「子どもの食の広がりをサポートしているけれど、自分にとっての学びが多かった」**ということです。いろいろと悩んできた過去や、子どもに対して感謝の気持ちが湧く人もいます。また「この自分の経験を、他の人にも伝えていきたい！」という感覚になることも多いようです。

親がこの段階に進んでも、お子さんは「食べられないもの」が多いこともあります。でも、親がそのことに落ち込まなくなります。また、食にかかわらず何か大きな問題が起きたとしてもスムーズに解決できるようになっていきます。

子どもの偏食対応をする中で、「これが自分の成長につながるだろう」「きっと大丈夫」と、心のどこかで思えるようになっているので、さまざまなことに前向きに取り組めるのでしょう。

以上、４つのプロセスを紹介しました。

あなたもこの成長のプロセスの中にいるので、安心してくださいね。

食事中に〝しつけ〟をする必要はありません

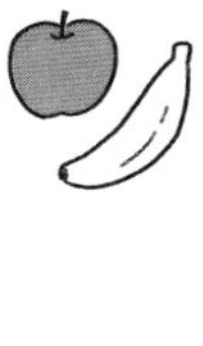

数カ月前、私たち夫婦がしゃぶしゃぶ屋さんで、夕食をとっていたときのことです。おいしいしゃぶしゃぶを楽しんでいたところ、ある家族が隣のテーブルに通されました。

小学生くらいの男の子と、お父さん、お母さん、おじいちゃん。最初は「一家団欒の食事っていいよなぁ」なんて思っていたのですが……だんだんそのテーブルの雲行きが怪しくなっていったのです。

隣のテーブルのおじいちゃんが、男の子の食べ方に対して、すぐに怒るからです。

「姿勢を崩して食べない！」

「犬じゃないんだから、そういう食べ方やめなさい！」

「ほら、また、肘をついて食べて！　何度言ったらわかるんだ！」

「お前が将来、恥をかかないために言ってるんだぞ！」などなど……。

隣のテーブルは、次第に険悪なムードになっていきました。

私は「そもそも、外食なんて大人用のイスとテーブルで食べるんだから、子どもは姿勢が崩れるのも仕方がないよなぁ」なんて思っていたのですが、隣のテーブルは〝安心できて楽しい食事〟とは程遠い光景だったのです。


もちろん、一定のマナーを家庭で身につけるのはとても大切です。だけどそれは、楽しい食事があってのことです。

これはスポーツにも通じますよね。そのスポーツが好きだからこそ、スポーツマンシップを大切にして、競技に取り組もうと思えるはず。やっているスポーツが楽しくないし、好きでもない場合「スポーツマンシップとかどうでもいいよね」と、なってしまうんじゃないかと思います。

「食事が好きで楽しいからこそ、その喜びを共有したい」

「そのために、目の前の人に不快感を与えないように、マナーを身につけよう、配慮しよう」

これなら、わかります。

一方で「これはダメ、あれはダメ、こうしなさい！」とマナーを押しつけると、その男の子は食事が嫌いになってしまうかもしれません。

むしろ、そのおじいちゃんのほうが、他人を不快にさせているという点で〝マナー違反〟なのではないでしょうか。

食事とは、心と体のエネルギー補給の場だと、私は考えています。

もっと平たく言えば、「みんなで楽しく食べること」が大切で、（マナーという意味で）〝正しく食べること〟は二の次でいいと思います。**食事の時間にしつけをする必要はありません。**

食事中ではなく、食事の前後や、遊びや会話の時間を通して、正しい食べ方を身につけられるような関わり方をしましょう。

手作りにこだわりすぎなくていいですよ

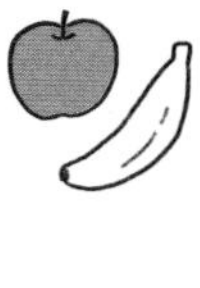

「私は料理が苦手で……」という親御さんは多いものです。

親が料理が苦手だと、子どもの偏食の改善はできないかというと、そうではありません。むしろ料理上手の人が作った凝った料理を、子どもは食べられないことがよくあります。

子どもが受け入れられる市販品は多くありますし、お惣菜、冷凍食品、レトルトのものでも、たくさんのバリエーションがあります。「このメーカーのコレしか食べない」とならないよう注意しながらも、市販品も取り入れながら対策してもよいでしょう。

お惣菜にプラスアルファの工夫を施せば、「子どもの好きな感覚から食を広げる」こともできます。

たとえば、市販品を子どもが慣れている形状にカットする、小麦粉をつけて焼く、とろみあんをかけるなど……。

市販品のアレンジはさまざまな食べ物を受け入れられるようになる、きっかけづくりとして最適です。

できる範囲のことから、やってみてくださいね。

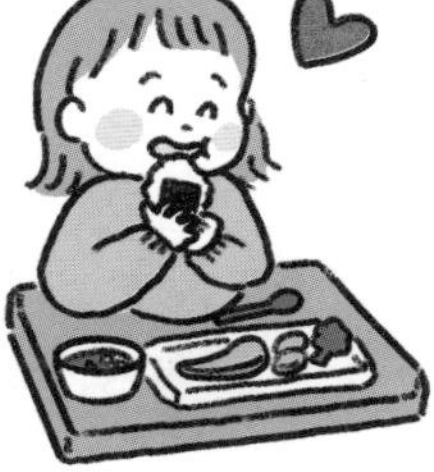

迷ったら「自分が楽しく食べられるほう」を選ぼう

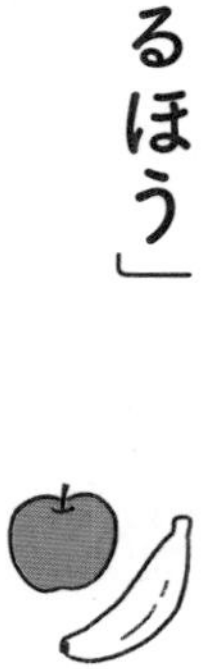

最後に1つ、振り返っておきたいことがあります。

それは子どもの食の広がりには、必ず波があるということです。

どんなにあなたが適切な対応をしていても、食の広がりが止まることや後退することは必ずあります。

また、ついこの間までおいしく食べていたはずのものでも、あなたの知らないところで何かしらの嫌な体験をすることで、いきなりパッタリ食べなくなることもあるのです。後退がなければ前進はないくらいの余裕を持った心構えでいたほうがよいでしょう。

過剰に心配しすぎず、でも、やるべきことはやってみようくらいの気持ちでいて

ください。長い目で、子どもとの食事の時間を楽しんでいただければと思います。

あなたにも子どもの頃苦手だったものが、大人になって食べられるようになったという経験が、もしかしたらあるかもしれません。

そして、きっとそのときは、無理矢理食べさせられたというよりは、その食べ物に興味を持つ前向きなきっかけがあり、あなたが自ら食べることを選択したのではないでしょうか。

そんなことを考えた上でも、やはり「食べることは楽しい」と子どもに伝えることが、一番大切だと私は考えています。大人自身が楽しく食べていれば、子どもも「食べることが楽しい」と感じてくれるはずです。

もし、偏食の子の対応に悩んだり、迷ったりして、どうしたらいいかわからなくなったときは、「まずは自分が楽しく食べる」という意識で、過ごしてください。

それは立派な対応のひとつです。

ぜひ、次の子どもとの食事のタイミングから、楽しく食べることを意識して、過ごしてくださいね。

おわりに

最後までお読みいただき、ありがとうございました。

本書では、子どもが偏食になる理由と、その対応についてお伝えしました。全てを今日から完璧にする必要はありませんし、それは現実的ではないでしょう。「何か1つでも、やりやすいことからやってみよう、試してみよう」と始めることが、結果的には長く続くことにつながるかもしれません。できることからやってみましょう。

特に親御さんは自分で自分に「あれもしなきゃ、これもしなきゃ」とプレッシャーをかけないでくださいね。

まだ子どもの偏食改善については情報が少なく、これから研究や実践が必要だと思いますが、本書がその一翼を担うことになれば幸いに思います。

本書は、本書の監修者でもあり、私が偏食改善について勉強を始めたときに、特に詳しく教えてくださった、管理栄養士の藤井葉子さんをはじめ、たくさんの先人の知恵や経験のおかげで1冊にまとめることができました。この場を借りて感謝を申し上げます。

そして、ここまで原稿をまとめてきて実感するのは、「食べることが楽しいという気持ちを育むことが一番大切だ」ということです。食が広がるかどうかは、結局のところ、そこにかかっています。

私たち大人ができるのは、子ども目線に立ったときに「この人とだったら、一緒に食事の時間を過ごしたいなぁ」と思えるような関わり方を、日々することではないでしょうか。きっとそんな安心できる関係であれば、食事の時間は楽しいものになると思います。

そのためにすべきなのは、子どものご機嫌とりではありません。自分自身が子どもとの食事の時間を「楽しもう」とすることが何よりも大切なのだと思います。

そんな、笑顔や楽しい会話の多い食卓が、日本中、そして世界中にこれからも増えていきますよう、祈っております。

山口健太

主な参考文献・参考ページ

『教員志望学生の食育に対する意識』上田由喜子、小橋麻衣、山下治香、田中都子、細田耕平／日本食育学会誌 第8巻 第3号／2014
『教員養成課程における学校給食に関する指導の必要性―教員志望学生及び小学校教員の給食指導に対する意識からの検討―』鈴木洋子／奈良教育大学紀要／2015
『小学校における学級担任による給食指導：―栄養教諭・学校栄養職員と相談している教員の特徴―』福岡景奈、赤松利恵、新保みさ／日本健康教育学会誌25巻 1号／2017
『発達障害児の偏食改善マニュアル』山根希代子 監修／藤井葉子 著／中央法規出版
『じょうずに食べる 食べさせる―摂食機能の発達と援助』山崎祥子／芽ばえ社
『そしゃくと嚥下の発達がわかる本』山崎祥子／芽ばえ社
『いつもの小児科外来や健診で役立つヒント 子どもの偏食外来』大山牧子／診断と治療社
『食べる機能の障害その考え方とリハビリテーション』金子芳洋／医歯薬出版
『食事摂取基準入門―そのこころを読む』佐々木敏／同文書院
『子どもの摂食指導―食べる機能の発達をうながす子育て』田角勝、河原仁志／診断と治療社
『具体的な対応がわかる気になる子の偏食―発達障害児の食事指導の工夫と配慮』西村実穂、水野智美 著／徳田克己 読み手／チャイルド本社
『手づかみ離乳食 赤ちゃんが自分から食べる〈離乳法〉』田角勝／合同出版
『自閉症と感覚過敏―特有な世界はなぜ生まれ、どう支援すべきか？』熊谷高幸／新曜社
『日本人の食事摂取基準（２０２０年版）』厚生労働省
『授乳・離乳の支援ガイド（２０１９年改定版）』厚生労働省
『食に関する指導の手引―第二次改訂版―』文部科学省
『平成27年度乳幼児栄養調査結果の概要』厚生労働省
『平成17年度乳幼児栄養調査結果の概要』厚生労働省
『子どもの「食育」に関する意識・実態レポート』トレンド総研

著者／監修者紹介

山口健太

一般社団法人日本会食恐怖症克服支援協会代表理事。食べない子専門のカウンセラー。食育研修講師。小食・偏食などの改善法を学び、家庭における偏食改善のための講座を開催。講座の内容が「わかりやすい」と話題になり、次第に保育園・学校向けの食育研修会講師として全国から依頼が届くようになる。これまで延べ1000人以上の相談に乗り、偏食改善に導いてきた。

藤井葉子

管理栄養士。広島市西部こども療育センターにて、障がいのある子どもたちの偏食、拒食、肥満の食事対応や相談を行う。高齢者生活保護施設や障がい者の成人施設での勤務経験もあり、大人へのアドバイスも多数。偏食改善のための食事支援法をさまざまなかたちで発信している。

子《こ》どもも親《おや》もラクになる偏食《へんしょく》の教科書《きょうかしょ》

2023年12月 5 日　第 1 刷
2024年 2 月10日　第 2 刷

著　　者　山《やま》口《ぐち》健《けん》太《た》
監 修 者　藤《ふじ》井《い》葉《よう》子《こ》
発 行 者　小澤源太郎

責任編集　株式会社 プライム涌光
電話　編集部　03(3203)2850

発 行 所　株式会社 青春出版社
東京都新宿区若松町12番 1 号 〒162-0056
振替番号　00190-7-98602
電話　営業部　03(3207)1916

印刷　三松堂　　製本　フォーネット社

万一、落丁、乱丁がありました節は、お取りかえします。
ISBN978-4-413-23330-9 C0077